EAU DE TOPE

Maulwurfwasser

Alfred vom Hexenkessel
mit
Angelika Stucke

Alfred vom Hexenkessel: Eau de tope

Copyright © 2015 Angelika Stucke
Alle Rechte vorbehalten
ISBN-13: 978-1507647363
ISBN-10:1507647360

für
Cornelia Dikall
und
ihre Tochter Romy

Und natürlich auch für Frauchen und Herrchen,
für meine Menschenoma, Veronika Stucke,
für meine Lieblingstante, Sabine Büssel
und
für Familie Kreibohm aus Brüggen.

INHALT

01 Eau de tope	1
02 Gaumenkitzel	3
03 Diät	6
04 Respekt	8
05 Jagdglück	11
06 Meisterschaft	14
07 DOG	17
08 Ersatz	20
09 Namen	23
10 Flimmerkiste	26
11 Begrüßungen	28
12 Advent	31
13 Wursthund	34
14 Sprachen	37
15 Scham	40
16 Jahreswechsel	43
17 Regen	45
18 Gedicht	48

19 Erziehung	50
20 Weisheit	53
21 Vorräte	56
22 Scheinwelt	59
23 Gehorsam geht durch …	62
24 Mission	65
25 Shopping	68
26 Hundemaus	72
27 Reisen	75
28 Men in white	78
29 Heidelämmchen	81
30 Treppenschlange	85
31 Die Ortmaschine	88
32 Eiersonntag	91
33 Alphatier	94
34 Die Ortmaschine Teil II	97
35 Hüttentier	100
36 Sankt Valentin	102
37 Bolschen am Hals	104
38 Fremdsprachen	107
39 Ausschlag	109
40 Glaubensfrage	111
41 Sein oder nicht sein	114

42 Poesie	117
43 Weihnachtsgeschichte	120
44 Glück	122
45 Mathematik	124
46 Bestimmung oder ...	126
47 Das Schweinsöhr...	128
48 Manieren	130
49 Fußball	132
50 Sherpa	134
51 Unser Song für ...	136
Über Alfred	138
Über Angelika	140

Eau de tope

Neulich morgen habe ich auf der Straße einen platt gefahrenen Maulwurf entdeckt. Ganz frisch! Super Note! Habe mich also gleich drauf geschmissen und der Länge nach drin gewälzt, ist ja vom Feinsten dieser Duft! Überhaupt nicht mit toter Maus zu vergleichen! Und so selten zu finden! Ich kann euch sagen: Ich war der Neid aller Rüden, denen ich an diesem Morgen begegnete. Curt, der Rottweiler von gegenüber, hat ganz böse durch seinen Zaun hindurch geknurrt, was ich selbstverständlich überhört habe. Ich hatte Besseres zu tun, als Curt wieder einmal erklären zu müssen, dass im Grunde genommen die ganze Welt nur mir allein gehört! Ich musste Te beeindrucken.

Te ist eine Pointerhündin, die am anderen Ende unseres Viertels wohnt. Zugegeben: sie ist etwas hoch gewachsen für mich, ich bin ein Zwergdackel, habe also eine – wie soll ich es am besten ausdrücken? – eine etwas niedrigere Straßenlage, aber an diesem Morgen konnte ich Te doch von mir überzeugen. Sie machte einen Satz über ihren Gartenzaun und konnte gar nicht genug davon bekommen, mich zu beschnüffeln. Was mit Sicherheit an meinem neuen Parfüm

„Eau de Tope" lag. Für alle, die kein Französisch verstehen: Maulwurfwasser heißt das. Te lief mir regelrecht nach. So einen wohlriechenden Hund hatte sie wohl noch nie unter die Nase gekriegt.

Leider war mein Glück nicht von langer Dauer, denn mein Frauchen verzog ihr bei den Menschen so verkümmertes Riechorgan, kaum dass ich - durch Tes Bewunderung sichtlich gewachsen - schwanzwedelnd daheim einlief. In die Badewanne hat sie mich gesteckt und mir den wunderbaren Duft wieder abgewaschen. Nur gut, dass sie nicht auch noch eines dieser Blümchenwasser gezückt hat, mit denen sie sich selbst immer einsprüht. Ekelhaft ist das! Riechen nach Heckenrose, Veilchen, oder ganz furchtbar: nach Jasmin! Wie kann man sich bloß freiwillig den Geruch einer Blume anlegen? Was will man denn seinen Mitlebewesen damit sagen? Hey, schaut her: Ich bin ein Veilchen?! Wen wollen sie denn damit nur beeindrucken? Ne Honigbiene vielleicht... Menschen sind echt merkwürdig! Dabei strotzt die Natur doch nur so vor wohlriechenden Düften. Ich denke da an dampfende Kuhfladen, frische Pferdeäpfel oder eben - die Krönung der Gerüche! - Eau de Tope!

Gaumenkitzel

Vor etwa einem Jahr war ich das erste Mal auf einem richtigen Bauernhof. So einer, wo das Wohnhaus und die Stallungen rund um den Hof angelegt sind. Die Ställe und Boxen sind sogar bewohnt. Alle möglichen Tiere leben da: Gänse, Hühner, Pferde, ... und mitten auf dem Hof befindet sich noch – genau wie das sein sollte - die Miste. Das war vielleicht ein Zusammenprall von Gerüchen, eine wahre Symphonie der Düfte! Da musste ich natürlich sofort hin und alles ganz genau beschnuppern. Ich kann euch sagen: Die feinsten Leckerbissen lagen da rum! Habe mir also gleich einen Pferdeapfel einverleibt! Super Geschmacksrichtung und ein wahres Powerpaket an Mineralen und Spurenelementen! Genau das Richtige für einen Gourmand wie mich! Wer jetzt denkt, mein Frauchen hätte sich vertippt und wollte eigentlich Gourmet schreiben, liegt falsch. Ein Gourmet, also ein Feinschmecker bin ich natürlich auch, aber in aller erster Linie eben doch eher ein Gourmand: Ein Vielfraß! Den ganzen Apfel habe ich verdrückt. Das ging so schnell, da konnte mein Frauchen gar nicht schimpfen. Die schien aber sowieso eher sprachlos zu sein. Stand da mit offenem

Mund und guckte leicht angewidert. Mach' ich doch auch nicht, wenn sie sich eine Apfelsine pellt. Dabei sind die total eklig! Im Abgang so sauer!

Menschen sind ja doch etwas egozentrisch, und mein Frauchen ist da leider keine Ausnahme. Die denken, nur was ihnen schmeckt, kann gut sein. Alle möglichen Experimente machen sie selbst beim Essen. Es soll sogar geräuchertes Eis mit der Geschmacksrichtung Anchoviefilet geben. Kenn' ich nicht, würde ich aber auch gar nicht probieren wollen. Anchovie – igitt! – total versalzen! Von den einfacher herzustellenden Lebensmitteln, für die Menschen so schwärmen, wie zum Beispiel Erbrochenes von Bienen (Honig) oder Ausscheidungen von Zibetkatzen (Kopi Luwak) will ich gar nicht erst anfangen. Oder doch? Für den Honig könnte ich mich vielleicht auch noch erwärmen; Kopi Luwak aber, was ja genau genommen nichts anderes ist als von Katzen ausgekackte Kaffeebohnen, würde ich im Leben nicht versuchen wollen! Tausend Euro kostet da angeblich das Kilo, und besonders gesund ist der Kaffee ja nun gerade nicht zu nennen. Die Menschen trinken ihn trotzdem als handele es sich um die flüssige Variante des biblischen Mannas. Aber bei den total leckeren und auf dem Mist ganz umsonst zu findenden Pferdeäpfeln, die noch dazu gerade zu gespickt sind mit lebenswichtigen Mineralien, da verziehen sie ihr Gesicht. Merkwürdige Feinschmecker sind mir das!

Diät

Immer wenn mein Frauchen mich so schief von der Seite anguckt und mir dabei wie unabsichtlich prüfend über die Rippen streichelt, kann ich sicher sein, dass es Ärger gibt. Gewaltigen Ärger. Für mich. Denn dieser kritisch-prüfende Blick bedeutet immer das Gleiche: Sie findet mich zu dick! Dabei bin ich einfach nur gut beisammen, ein eindrucksvolles Muskelpaket eben – wie alle Dackel. Schließlich müssen wir mit unseren hübschen, kurzen Beinen bei gleicher Strecke mindestens doppelt so viele Schritte machen wie andere Hunde. Mindestens! Außerdem haben wir einen für unsere Körperhöhe mehr als imposanten Brustkorb! Dicht über dem Boden liegt der, wie ein Ferrari! Dackel sind sozusagen die Formel-eins unter lauter Käfern und Enten.

Ich will es noch einmal anders ausdrücken: Der Hund gewordene Arnold Schwarzenegger! Das sind wir!

Aber mein Frauchen erkennt das nicht. Nach diesem besagten Blick kann ich sicher sein, dass es wieder einmal wochenlang nur Trockenfutter gibt. Diät noch dazu. Kein Fett dran. Nichts, was lecker wäre. Scheußlich! Als es das erste Mal passierte, trat ich zunächst in Streik: Ich habe diese Körnerkekse einfach nicht angerührt. Aber das nutzte nichts. Frauchen freute sich nur, dass ich so rasant abnahm. Wie bei ihr selbst, wenn sie auf Diät ist, jubelte sie über jedes gepurzelte Gramm. Ich nenne das: Für immer verlorene Lebensfreude! Denn was ich an einem Tag nicht essen durfte, das kommt so nie wieder vor meine Schnauze. Jeder Tag ist schließlich einzigartig und - einmal vergangen - unwiederbringbar.

Aber die Menschen scheinen das nicht zu verstehen. Die denken, es gehe immer so weiter. Da kann man ruhig mal einen Tag bei Brot und Wasser verbringen, wenn es nur der Eitelkeit nutzt. Später, wenn sie dann erst grau und zahnlos geworden gar nichts anderes mehr zu sich nehmen können als Breichen, da wird es ihnen dann um jede zuvor gemachte Diät leid tun. Aber so vorausschauend sind sie nicht. Sie sind merkwürdig, die Menschen, das sind sie!

Die scheinen völlig vergessen zu haben, wie toll man sich fühlt, wenn man sich mal bis zum Anschlag vollgeschlungen hat. Wenn man mit prallem Bäuchlein nichts anderes mehr schafft, als im Körbchen zu liegen und von Lammkeulen zu träumen. Stundenlang! Bis zum nächsten großen Fressen.

Respekt

Ja, ich muss es wohl zugeben: Manchmal kommt es auch bei mir vor, aber nur ganz, also wirklich nur gaaanz selten höre ich nicht auf mein Frauchen. Das ist kein böser Wille, ehrlich nicht, denn eigentlich möchte ich ihr ja immer gefallen und ihre Wünsche respektieren. Aber wenn ich, die Nase fest auf den Boden gepresst, eine Spur verfolge, dann ist irgendwie alles andere ausgeblendet. Das ist so eine den Menschen unerklärliche Fähigkeit von uns Hunden: Wir filtern Geräusche und Gerüche. Dazu sind sie selbst nicht in der Lage, bei denen kommt immer alles als Einheitsbrei an. Die wissen gar nicht, was wahre Konzentration ist! Also wenn ich zum Beispiel die Fährte von Elisabeth verfolge, dann rieche ich nur noch deren Duftmarke. Und hören tue ich höchstens Elisabeths erschrecktes Fauchen, wenn ich sie endlich aufgespürt habe. Elisabeth ist eine Katze, die den Sims unseres Küchenfensters als ihr Restaurant erklärt hat, und den Korb mit meinen Spielsachen, der unter einem Vordach auf unserer Terrasse steht, als ihr Bett. Logisch also, dass ich die Schnorrerin verfolge, wann immer sich eine Gelegenheit dazu bietet. Die soll bloß nicht auf den Gedanken kommen, sie sei bei uns willkommen! Selbst wenn mein Frauchen dumm genug ist, für sie am Fenstersims als Kellnerin zu arbeiten.

Doch zurück zum Hören. Während ich hinter der zu Tode erschrockenen, mit aufgebauschtem Schwanz fliehenden Elisabeth herflitze, wird mein Frauchen immer lauter. Wahrscheinlich hat sie es eilig, dann reagieren Menschen oft so gestresst und schreien los statt normal laut zu sprechen. Die reinste Energieverschwendung! Denn theoretisch könnte ich mein Frauchen selbst dann noch hören, wenn sie flüstern würde. Theoretisch wohl gemerkt, wir Hunde verfügen zwar über ein viermal besseres Gehör als die Menschen, es ist aber eben eines mit Filter. Das weiß mein Frauchen. Doch, wie es scheint, eben auch nur theoretisch. Ganz entfernt meine ich wahrzunehmen, dass ihre Stimmbänder gerade alles geben.

Elisabeth klettert unterdessen feige auf einen Baum, und da ist es doch geradezu meine Pflicht als Haushund, mich darunter aufzubauen und sie zu beschimpfen. Immer wieder belle ich zu ihr rauf, beschreibe ihr sogar, was ich alles mit ihr machen werde, wenn ich sie endlich in meine Fänge kriege. Ihr Schwanz zuckt schon ganz nervös vor lauter Angst. Oder lässt dieses Zukken auf eine andere Gefühlsregung schließen? Lacht sie mich etwa aus? Denn genau in dem Moment, in dem ich ihr detailliert beschreibe, wie sich meine Zähne in ihr Fleisch graben werden, spüre ich, wie jemand anderes – ich?! –

unsanft am Nacken gepackt und dann hoch gehoben wird. Ups! Wie peinlich! Ich sehe aus wie ein nasser Waschlappen! Wie soll Elisabeth denn so lernen, mir den angebrachten Respekt zu zollen?

Jagdglück

Das erste Mal, als es endlich passierte, hatte ich so dolles Herzklopfen, dass ich glaubte, mein Herz zerspränge mir jeden Moment in der Brust. Das Blut rauschte mir so laut wie ein Wildwasser in den Ohren. Mein Schwänzchen wedelte auf höchster Stufe, so dass es kaum noch zu erkennen war, nur der Luftzug, den es verursachte, war deutlich zu spüren. Ich war jagdlich noch unerfahren und hatte es zum allerersten Mal geschafft, das Wild zu fassen! Na ja, es war nicht gerade ein Fuchs, auch kein Hase oder Kaninchen. Was ich erwischt hatte, war eher so was Kleineres. Aber gemessen an meiner Größe – ich bin ein Zwergdackel - war es doch ein beachtlicher Fang! Gar nicht mit den Ameisen oder Fliegen zu vergleichen, nach denen ich schon manchmal geschnappt hatte. Ich konnte mein Glück kaum ermessen: ich hatte die Eidechse gekriegt! Sie zappelte tatsächlich in meinem Maul. Aber im selben Moment, in dem mir mein Jagdglück so richtig klar wurde, schrie mein Frauchen ganz aufgeregt: "Alfred! AUS! AUS!" So schreit sie nur, wenn sie sich irgendwo gestoßen hat: "AU! AU!". Aber warum rief sie zuvor meinen Namen? Oder hatte ich etwas falsch gemacht? Die Jagd konnte es nicht sein, als Jagdhund bin ich ja schließlich dafür geboren! Vor lauter Schreck lockerte ich meinen Unterkiefer, was die gemeine Eidechse natürlich ausnutzte, um sich aus dem Staub zu machen und auf nimmer Wiedersehen in einer Mauernische zu verschwinden. Nur ihren Schwanz ließ sie da, den hatte sie auf der Flucht abgeworfen. Mein Frauchen schien glücklich und schrie auch nicht mehr, aber ich ließ vor lauter Kummer den ganzen Tag meine Ohren hängen. Zu Hause kriegte ich – wohl zum Trost – eine Ratte geschenkt. Aber die roch nach Stoff, lief gar nicht vor mir weg und war auch sonst irgendwie langweilig!

Beim zweiten Mal war ich klüger! Wir gingen im Wald spazieren, und plötzlich hörte ich ein helles Fiepen unter dem trockenen Laub, das nur von einer Maus stammen konnte. Sofort schaltete ich meine Ohren auf Jagdbetrieb. Will sagen: Ich hörte nur noch die Maus, alles andere kam nicht mehr bei mir an. Und tatsächlich hatte ich wieder Glück. Ich bekam die Maus zu fassen und hatte sie schon fast verschluckt, nur ihr Schwanz hing noch aus meinem Maul, als ich von ganz weit weg so etwas wie "AUS! AUS!" vernahm. Außerdem lief mein Frauchen ganz aufgeregt in meine Richtung. Ich dachte: Klasse, sie will fangen spielen! Es war zwar nicht der beste Augenblick, aber ich schlug, um ihr den Gefallen zu tun, ein paar Haken, genau so, wie ich das mache, wenn wir im Garten mit dem Ball spielen. Nach einer Weile war es mir aber zu bunt. Ich kriegte ja kaum genug Luft, schließlich hatte ich die Maus noch im Maul. Also blieb ich erst einmal stehen, schluckte das Wild ganz hinunter und verstand schon gleich darauf die Welt nicht mehr, weil mein Frauchen mit einem Mal böse auf mich zu sein schien. Dabei hatte ich mich wieder einmal als guter Jagdhund bewiesen, und sie hätte stolz auf mich sein sollen! Aber Menschen verhalten sich nicht logisch, und den Versuch, sie zu verstehen, habe ich längst aufgegeben. Sie sind so was von merkwürdig!

Ich grübel immer noch manchmal, was mein Frauchen so verstimmt haben könnte. Wir Hunde wollen unseren Menschen ja möglichst immer alles recht machen. Aber so sehr ich mich auch anstrenge, ich komme einfach nicht drauf...

Meisterschaft

Sonnabend in einer Woche sollen in Sankt Andreasberg, im Harz, die 11. Hirschrufmeisterschaften ausgetragen werden. Ich weiß nicht, ob ihr so was schon mal gesehen habt? Also, da stehen nacheinander jede Menge Menschen auf der Bühne und machen merkwürdigen Lärm mit Röhren, Muscheln oder den bloßen Händen vor dem Mund. Diese, aus tiefster Brust und Kehle kommenden Geräusche erinnern entfernt, also wirklich nur entfernt, an die Rufe der Hirsche im Herbst. Ich will hier ja keinem auf die Füße treten, würde bei meinem Leichtgewicht so wie so niemand merken, aber ein röhrender Hirsch klingt anders! Das können die Menschen natürlich nicht wissen, die haben ja so unterentwickelte Ohren, dass man sie beinahe als halbtaub bezeichnen könnte. Echt schlecht von Mutter Natur ausgestattet sind die, was ihre Sinnesorgane betrifft. Ich wette, dass die wenigen Hirsche, die sich in freier Wildbahn von solchen Tönen anlocken lassen, eher neugierig sind und mal schauen wollen, welcher Kasper sich da in ihr Revier verlaufen hat. Die Menschen sehen - Entschuldigung! - hören das natürlich anders. Die sind so begeistert von ihren Mätzchen, dass die Gewinner der Meisterschaft sogar jede Menge Preisgeld mit nach Hause nehmen können.

Mein Frauchen hat nun Wind davon bekommen - ist ja unglaublich, was man heutzutage alles übers Internet erfahren kann – und jetzt übt sie fleißig in unserem Wohnzimmer. Richtig gefährlich klingt das; aber eher für die Gesundheit meiner Ohren und ihrer Stimmbänder. Ich fliehe dann immer schnell in den Garten und übe noch ein bisschen für meinen nächsten großen Auftritt mit meinem Grunzeschweinchen. Sie denkt, ich laufe weg, weil ich Angst vor dem großen Platzhirsch habe, den sie glaubt zu imitieren. Ich sage hier besser nicht, woran mich ihre Stimmbandbeuge erinnern ... schließlich tippt sie alles für mich ab.

Na, jedenfalls ist sie wild entschlossen, mit ihrer besten Freundin an dieser Meisterschaft teilzunehmen und hat sogar schon Startgeld für sie beide bezahlt. Die Arme, also die Freundin, die kann jetzt vor lauter Stress schon nicht mehr schlafen. Sie hat mir am Telefon, als mein Frauchen gerade mal weghörte, zugeraunt, dass sie ernsthaft darüber nachdenkt, einen Kurzurlaub um den 24. September herum zu buchen, und statt an diesem Tag in Sankt Andreasberg auf offener Bühne einen röhrenden Hirsch zu geben, will sie lieber auf Malle bei einem Karaokewettbewerb Gitte nachahmen. Ihr wisst schon: „Ich will alles" und so.

Ich weiß – ehrlich gesagt – nicht, was von beidem schlimmer wäre ...

DOG

Mein lieber Freund Felix aus Neuss hat gestern Abend mal wieder mit mir Kontakt aufgenommen. Über Gedankenmitteilung. Das ist so etwas wie eine Art e-mail für Hunde. Also, wenn die Menschen meinen, wir würden nur dösen, dann unterhalten wir uns normalerweise mit unseren weiter weg wohnenden Freunden per Gedankenübertragung.

Felix war völlig außer sich. Er hatte irgendwie mitbekommen, dass ein Vertreter des lieben DOGs im Himmel heute nach Deutschland kommen soll. Und er wollte wissen, ob das wohl ein Labrador, so wie er, oder ein Dackel, so wie ich sein würde. Bei uns hier in Spanien war dieser Vertreter ja schon im August zu Besuch gewesen. Was Felix natürlich wusste, deshalb fragte er mich. Aber ich kann euch sagen: Das war damals im August vielleicht eine Enttäuschung! Erstens, weil in Madrid alles abgesperrt war und man gar nicht gut an ihn ran kam – ich hasse so ein Gedränge - und zweitens sah der, als ich es endlich doch geschafft hatte - mein Frauchen arbeitet ja beim Fernsehen und wir standen in allererster Reihe – gar nicht wie ein Hund aus! Eher so wie ein alter Mann. Nur seine Kleidung war etwas merkwürdig, so laufen die Männer normalerweise nicht rum. Der trug so ein langes Hemd. Sehr schön bestickt, aber doch irgendwie komisch. Außerdem hob er ständig die Hände, als bedrohe ihn jemand. Ich war ja bis dahin davon überzeugt gewesen, dass der liebe DOG im Himmel sich einen Dackel zum Vertreter auf Erden ausgesucht hätte, vielleicht nicht gerade einen Zwerg wie mich, eher schon einen Standard. Aber eben einen Dackel! Notgedrungen hätte ich mich auch mit einem anderen Vertreter meiner Art zufrieden gezeigt. Einen Pinscher hätte ich mir vorstellen können, vielleicht auch einen Dobermann, sogar ein Pudel hätte es von mir aus sein dürfen. Aber auf einen Mann war ich nicht vorbereitet! Das war ein Schock!

Die Menschen schienen aber ganz zufrieden damit, dass das ein Mensch war. Käme denen gar nicht in den Sinn, dass das ein anderes Lebewesen sein könnte. Ein bisschen größenwahnsinnig sind sie ja irgendwie. Deshalb habe ich mir hier vorgenommen, das endlich mal richtig zu stellen.

Es entbehrt doch jeder Logik, dass der liebe DOG im Himmel sich ausgerechnet einen Menschen ausgesucht haben soll. Ich meine: Hey! Wie heißt Gott auf Englisch? God! Eben! Und wie liest sich das, wenn man es mal von hinten, also von der weitaus interessanteren Seite aus, betrachtet: dog! Also Hund. Ist doch eigentlich alles sonnenklar, oder?

Ersatz

Ich habe euch ja schon einmal von diesem dreisten Katzentier Elisabeth erzählt, die sich bei uns völlig umsonst durchfrisst und meinen Spielzeugkorb als ihr nächtliches Ruhekissen erklärt hat. Nun, was soll ich lange drumrum reden? Sie zollt mir noch immer nicht den gebührenden Respekt! Dabei flitze ich jeden Morgen als erstes zur Eingangstür – noch vor dem Frühstück!!! - und sobald mein langsames Frauchen endlich den Schlüssel herumgedreht und die Tür geöffnet hat, bin ich wie der Blitz hinter Elisabeth her. Natürlich haut die immer schon beim ersten Schlüsselherumdrehgeräusch ab, und ich kriege nur noch ihren aufgebauschten Schwanz zu sehen, wie der gerade zwischen den Zweigen einer Eiche verschwindet; in derem luftigen Blätterdach sucht Elisabeth nämlich feige Zuflucht vor meinen kräftigen Reißzähnen. Bisher bin ich dann immer unter der Eiche stehen geblieben und habe zu Elisabeth raufgebellt, was ich ihr alles antun werde, wenn ich sie mal erwischen sollte. Und die blöde Katze hat dann stets nur frech gekichert. Richtig lustig hat sie sich über mich gemacht! Das dumme Tier! Aber das wird nun ein

Ende haben! Jawohl! Ich werde jetzt nämlich zu drastischeren Maßnahmen schreiten als die bloße Androhung von Gewalt! Ich werde meinen ganzen Unmut an ihrer Schlafdecke auslassen!

Während ich an der Decke zerre und reiße und mir dabei vorstelle, es sei Elisabeths Fell, durchströmt mich ein heißes Glücksgefühl, fast so als hätte ich wirklich die Katze zwischen den Zähnen. Könnte direkt zu einem neuen Hobby von mir werden: Deckenjagd. Natürlich nur, wenn die Decken schön streng nach Katzen oder anderen Beutetieren riechen. Mit einem Mal verstehe ich die Menschen viel besser, die sich Ersatz suchen. Die zum Beispiel statt selbst eine Erfahrung zu machen, ihre Nase in ein Buch stecken und aus den Erfahrungen anderer lernen. Das kam mir bisher recht merkwürdig vor. Aber so ein Ersatz scheint mir gar nicht mehr so schlecht zu sein, und natürlich ist er viel ungefährlicher als das Original. Mein Frauchen kann zum Beispiel über eine Expedition auf den Himalaya lesen, ohne sich selbst die Nasenspitze oder die Zehen abzufrieren. Genau so ist das bei mir mit der Decke: Die kann ich immer wieder aufs Neue nach Herzenslust umbringen und nie laufe ich Gefahr, Elisabeths scharfe Krallen an meiner empfindlichen Nase zu spüren. Und wenn ich die Decke erst so richtig klein gekriegt habe, wenn sie nur noch aus Fetzen besteht, dann wird mein Frauchen sie sicher entsorgen, und dann wird Elisabeth sich wohl was anderes Warmes zum Schlafen suchen müssen... Eigentlich gar nicht so schlecht, so ein Ersatz, oder?

Namen

Menschen sind doch irgendwie sonderbar. Da haben sie schon so unnötig komplizierte und unterschiedliche Lautsprachen entwickelt, dass sie die manchmal selbst nicht verstehen, und trotzdem geben sie oft noch dazu ein und derselben Sache verschiedene Namen. Nehmt mich zum Beispiel: Ich heiße Alfred. Hat mich als Welpe eine ziemliche Anstrengung gekostet, bis ich kapierte, dass mit Alfred ich gemeint war. Dann hatte ich das endlich begriffen, als ich plötzlich mit Schätzchen angesprochen wurde. Schätzchen? Wer oder was sollte das denn sein? Mein Herrchen hieß manchmal so ähnlich: Schatz. Aber Schätzchen? Ich brauchte eine Weile, ehe ich begriff, dass Schätzchen anscheinend auch Alfred bedeutet. Ich kann ja gut kombinieren und testete das mit meinem Schwänzchen. Also bei einem unbekannten Wort einfach fröhlich wackeln, und wenn Frauchen sich dann freut, dann meint sie tatsächlich mich.

Mit den Jahren habe ich dann immer mehr Begriffe aus der Lautsprache meiner Menschen aufgeschnappt. Ich kenne zum Beispiel fast alle Laute, die meine Menschen von sich geben, um Tiere zu bezeichnen. Und Nahrungsmittel natürlich auch! Aber anstatt dadurch klüger zu werden, wundere ich mich eigentlich nur noch mehr. Denn neulich nannte mein Frauchen mich auf offener Straße „Maus". Ich habe das mit Schwanzwackeln getestet. Sie meinte tatsächlich mich! Zuerst hatte ich mich ja nach einer Maus umgesehen. Die jage ich nämlich zu gerne, weil ich die mit einem einzigen Happs verspeisen kann, aber es roch nicht nach Maus und es war auch keine zu hören oder zu sehen. Deshalb konnte mein Frauchen eigentlich nur mich meinen, sie guckte mich auch so merkwürdig an. So verklärt. Vielleicht hatte sie ja was an den Augen? Denn mich, einen stattlichen Zwergdackel, mit einem Nager zu verwechseln, da muss man schon mit Blindheit geschlagen sein.

Den Vogel schoss Frauchen aber gestern ab, als sie mich doch tatsächlich in aller Öffentlichkeit mit einem blutsaugenden Insekt verwechselte. „Flöhchen" nannte sie mich. Ich bin mir ganz sicher: Sie hat mich gemeint! Denn sie streichelte mich dabei, und dass sie einen Floh in meinem Fell entdeckt haben könnte, das glaube ich nicht, denn Flöhe habe ich nicht, ich trage ja mein Halsband dagegen. Und falls Frauchen doch mal einen Floh sehen sollte, würde sie den ganz bestimmt nicht mit einem solch liebevollen Klang ansprechen sondern ihn sofort mit ihren Fingernägeln in den Himmel für Flöhe befördern. Ich habe übrigens gehört, dass der einem großen, zottigen Hund gleichen soll; während das Paradies für Hundeseelen wie ein Fleischerladen aussieht. Ein bisschen kühl vielleicht aber voller verlockender Düfte!

Doch zurück zu den Namen, die Frauchen mir gibt. Kann sie nicht einfach bei Alfred bleiben? Müssen es so peinliche Ausdrücke wie „Maus" oder „Flöhchen" sein? Was sollen denn die anderen Hunde von mir denken? Ich habe es aufgrund meiner niedrigen Straßenlage so schon nicht leicht, allen klar zu machen, dass die ganze Welt im Grunde genommen nur mir allein gehört. Und da kommt Frauchen und untergräbt meine Autorität indem sie mich öffentlich einen Nager oder ein blutsaugendes Insekt nennt. Alfred ist doch ein so schöner Name! Das ist übrigens altgermanisch und bedeutet Elfenrat. Das schmückt! Mit einem Naturgeist lasse ich mich gern vergleichen!

Flimmerkiste

Gestern Abend war es wieder soweit: Kaum haben meine Menschen ihr Abendbrot gegessen, schon geht es ab ins Wohnzimmer und aufs Sofa und diese komische Kiste wird angemacht. Die riecht nach Plastik, leuchtet in etwa so hell wie eine Nachttischlampe, obwohl das ständig variiert und die Augen schädigt, aber was das Schlimmste ist: Sie kann nicht einmal eine Minute lang still sein! Ich wundere mich jedes Mal, wie die Menschen das aushalten: stundenlang so gut wie reg- und sprachlos vor diesem Ding zu hocken. Wenn einer doch mal den Mund aufmacht, kann man sicher sein, dass der andere sofort „Sch! Ist grad' so interessant!" bellt. Ich frage euch: Was kann denn interessanter sein, als sich mit seinem lebendigen Gegenüber zu unterhalten? Eine Flimmerkiste??? Also wenn ich die Wahl hätte, still und stumm vor so einem ständig plärrenden Ding zu sitzen oder mich mit meinem Kumpel Obama über alles, was wir so am Tag erlebt haben auszutauschen, da wüsste ich aber, was mir lieber wäre! Obama wohnt gleich nebenan und stammt aus einem so nicht geplanten Wurf. Seine Mutter ist eine feine Yorkshire Terrier Hündin, der Vater ist unbekannt.

Ich tippe auf Zwergschnauzer, denn Obi ist in etwa so groß wie ich nur ein bisschen höher gebaut. Es können eben nicht alle so schicke krumme Beine wie wir Dackel haben.

Aber zurück zu meinem eigentlichen Thema: Die Flimmerkiste. Die gibt es nicht nur in Wohnzimmern, denn Menschen können gar nicht ohne. Geht man zum Beispiel in eine Kneipe, kann man sicher sein, dass da in irgendeiner Ecke solch eine Kiste steht und Krach macht. In Bussen gibt es sie, und in Flugzeugen hängen sie auch von der Decke. Es scheint fast so, als wollten die Menschen jegliche Unterhaltung mit ihren Nachbarn unterbinden. Neuerdings gibt es so Dinger sogar für das Auto, wahrscheinlich damit die Kinder hinten bloß nicht aus dem Fenster gucken und sich für die Welt zu interessieren beginnen. Als Hund gewinnt man fast den Eindruck, die Menschen hätten Angst vor ihren eigenen Gedanken. Müssen sich immer irgendwie ablenken. Menschen sind eben merkwürdig!

Die wissen gar nicht, wie schön es sein kann, sich abends auf eine Wiese zu legen, den Vögeln zu lauschen, die Insekten zu beobachten und dabei genüsslich an einem Knochen zu nagen.

Begrüßungen

Gerade eben ist es wieder geschehen. Sehr unangenehme Sache! Richtig unwohl fühle ich mich dabei. Und Schuld daran sind immer diese Menschen, die sich allem Anschein nach keinen Deut darum scheren, wie andere Lebewesen gestrickt sind. Denken wahrscheinlich, wir wären alle im Grunde unseres Wesens Primaten, also affenähnlich. Aber ich will von vorne erzählen, sonst wisst ihr vielleicht gar nicht, was ich meine: Ich gehe also freudig mit meinem Frauchen spazieren, habe vielleicht soeben eine hoch interessante Witterung aufgenommen und achte deshalb nicht ganz so genau auf das, was mein Frauchen gerade tut, - was ich mir, wenn ich an der Leine gehe, durchaus mal erlauben darf - als ich plötzlich einen recht unsanften Ruck am Hals verspüre, der mich sogleich aus allen süßen Jagdträumen reißt. Verwundert halte ich ein und sehe mich nach der Ursache um. Natürlich! Mein Frauchen ist wieder einmal stehen geblieben und unterhält sich mit einem wildfremden Menschen.

„Och, ist der niedlich!", sagt der und ich kann direkt sehen, wie mein Frauchen vor lauter (wohl begründetem, wenn ich das einmal selbst sagen darf) Stolz auf mich um einige Zentimeter wächst. „Darf ich den mal streicheln?"

Ohne eine Antwort abzuwarten, bückt sich der Fremde und legt mir sogleich seine Hand auf den Kopf. Unverschämtheit!, denke ich, denn jemand die Pfote auf den Kopf legen bedeutet bei uns Hunden: Du stehst unter mir! Trotz dieser offensichtlichen Beleidigung unterdrücke ich meine Lust, jetzt nach der tätschelnden Hand zu schnappen, denn wir Dackel machen uns - im Gegensatz zu anderen, zu sehr von sich selbst eingenommenen Lebewesen - sehr wohl Gedanken über die Verhaltensformen anderer Arten. Gehört sozusagen mit zu unserer Ausbildung als Jäger dazu; ich muss ja auch wissen, wie ein Kaninchen tickt, um es leichter zu erwischen.

Doch zurück zu meinem eigentlichen Thema: Den Begrüßungen. Ich würde also gar nicht erwarten, dass dieser fremde Mensch, der ja kein Canide, also nicht hundeähnlich ist. Sich zu mir auf den Boden kniet, nur um mein Hinterteil zu beschnuppern, wie sich das für ein ordentliches „Hallo!" unter Hunden nun einmal gehört. Aber muss es gleich so eine Unterdrückungsgeste wie die Pfote auf den Kopf legen sein? Es ginge doch auch anders! Gegen ein bisschen Gekraule unter meinem Kinn hätte ich als Begrüßung nämlich gar nichts einzuwenden. Meinetwegen dürfte so ein Fremder mir auch gern sanft den hinteren Rücken kratzen, am liebsten rund um die Stelle, wo der Schwanz ansetzt. Aber mir gleich so mit „Ich bin der Größte" kommen, nee!, also das geht zu weit!

Ich finde übrigens, es war an der Zeit, dass das mal ausgesprochen wurde! Vielleicht hilft es ja, bei anderen unbedarft handelnden und uns Caniden im Grunde ihres Herzens wohl gesonnenen Menschen zukünftige Bisswunden zu vermeiden. Nicht alle Hunde wissen ihren Schnappdrang so gut zu unterdrücken wie wir Zwergdackel.

Advent

Es ist wieder soweit: Die Zeit, in der die Menschen sich am allermerkwürdigsten benehmen, ist angebrochen. Meistens merkt man das daran, dass plötzlich allenorts Duftspuren von Nüssen und Zimt, Weihrauch und Myrrhe die Luft verpesten. Wie soll man denn bei dem Gestank noch ordentlich eine Fährte verfolgen können? Gleichzeitig plärrt es unablässig und an allen Ecken und Enden, so dass kaum noch andere, viel interessantere Laute ans Gehör dringen können. Und wenn man dann vor lauter Überflutung seine Lauscher abgeschaltet hat, kann man sicher sein, dass fast hinter jeder Kurve so ein fetter, ganz in Rot gekleideter Mensch mit Rauschebart im Gedränge lauert, der es regelrecht darauf angelegt hat, kleine Hunde mit seinem dröhnenden „Hohoho!" zu erschrecken. Auf vielen Straßen und Plätzen, auf Hausdächern und in Vorgärten glitzert und glänzt es zudem rund um die Uhr, auch nachts, so dass jeder nachtaktive Jäger daran verzweifeln möchte.

Futtersorgen wie Eulen und streunende Katzen habe ich zum Glück nicht, denn obwohl sich auch mein Frauchen in dieser Zeit oft recht sonderbar benimmt, vergisst sie meine Fresszeiten glücklicherweise nie. Aber das Glöckchengedudel, das holt sie uns auch ins Haus. Von morgens bis abends singt sie da mit. Furchtbar! Ich verziehe mich dann immer gern in mein Körbchen und lege mir die Pfoten über die Ohren. Apropos ins Haus holen. Viele Menschen holen sich jetzt jede Menge Zweige und sogar ganze Bäume ins Haus. Als ich klein war und diese schlimme Zeit das erste Mal erlebte, dachte ich noch: Wie nett von meinen Menschen, da muss ich zum Pipi-machen nicht mehr in die Kälte raus. Aber als ich dann meine Blase an dem Nadelbaum entleerte..., na ja, da schweige ich lieber drüber. Ihr könnt euch sicher denken, wie das ausging.

Im Schnitt dauert diese Zeit, die die Menschen Advent nennen, einen Mond lang an. Also zum Beispiel von Neumond bis Neumond. Je länger sie andauert, umso mehr reden die Menschen von Frieden und Liebe, und je mehr sie davon reden, umso weniger benehmen sie sich danach und umso gereizter werden sie. Sie flitzen dann gar nicht friedlich durch die überfüllten Straßen, und die Worte, die sie sich dabei zuwerfen, klingen auch alles andere als liebevoll. Eine dicke Stresshormonwolke schwebt schließlich gegen Adventsende über den Städten und Dörfern. Wie der Vorbote eines Gewitters, das sich am Abend des 24. Dezember mit lautem Glockenläuten entlädt. Dieses Gebimmel klingt für feine Hundeohren ganz furchtbar. Aber viel schlimmer sind die Knaller und Böller, die eine Woche später mitten in der Nacht losgehen. Richtig angsteinflößend sind die! Trotzdem stimmen wir Hunde dann fast alle in ein lautes Freudengeheul ein, denn dann wissen wir, dass diese böse Zeit endlich wieder vorbei ist, und wir wieder unsere Ruhe haben. Für fast ein ganzes Jahr!

Wursthund

Heute früh beim Spaziergang im Wald habe ich etwas ganz Merkwürdiges gehört. Ich dakkelte gerade höchst vergnügt an den wunderbar leuchtenden Pappeln vorbei, die am Bachlauf stehen und jetzt im Herbst besonders intensiv duften, als hinter mir jemand, dessen Stimme ich nicht kannte, rief: „¡Mira, un perro salchicha!" Für alle, die kein Spanisch verstehen: „Guck mal, ein Wursthund!" heißt das. Obwohl ich gerade mit einem ganz intensiven Geruch beschäftigt war, der den Duft des modernden Pappellaubes noch übertönte und höchstes Jagdglück versprach, drehte ich mich dennoch um. Ein Wursthund! Das musste ich mir unbedingt angucken! Wie der wohl aussehen mochte? Ob der vielleicht Zipfel hatte, wie eine Wurst? Merkwürdigerweise war da aber gar nichts zu erkennen, was auch nur im Entferntesten an einen Hund erinnerte. Nicht mal irgendein anderes Tier, das sich wie wir Hunde auf vier Beinen bewegt, war auszumachen. Weit und breit roch auch nichts nach einem Hund. Außer mir natürlich. Sehr sonderbar!

Der Mensch, der das mit dem Wursthund gerufen hatte, blieb aber dabei: „Hombre, allí, el

perro salchicha está allí, al lado de los chopos."
„Mensch, dort, der Wursthund ist dort, neben den Pappeln!", rief er seinem Begleiter zu und stieß ihm dabei mit dem Ellenbogen in die Seite, während ich mich gerade wieder meinem Jagdtrieb hatte hingeben wollen. Mit meinem feinen Gehör konnte ich das ganz deutlich verstehen.

Meinte der etwa mich? Ich blickte neugierig noch mal über die Schulter zurück zu den zwei Männern und tatsächlich: Der eine deutete mit dem Finger auf mich!

Was meinte der nur damit: Wursthund? Sah der denn nicht, dass ich ein Dackel bin? Genauer gesagt ein Kurzhaardackel, also ein „teckel de pelo corto" auf Spanisch? Ich wunderte mich so sehr, dass ich glatt die verlockende Spur vergaß, der ich doch eigentlich hatte folgen wollen. „Perro salchicha" – wirklich sehr sonderbar!

Den ganzen Weg bis zurück nach Hause grübelte ich, warum der Mann mich wohl Wursthund genannt hatte. Dass die Menschen manchmal ein und derselben Sache zwei Namen geben, wusste ich ja schon. Ich zum Beispiel heiße manchmal Alfred und manchmal Schätzchen. Das bedeutet ganz genau das Gleiche! Aber Wursthund hatte ich noch nie gehört!

Ich kam dann, nach längerem Nachdenken endlich zu dem Schluss, dass der Mann irgendwie gerochen haben musste, dass ich zum Frühstück ein Frankfurter Würstchen verspeist hatte und irgendwie intuitiv gewusst hatte, dass ich Würstchen für mein Leben gern fresse! Anders kann ich mir diesen Namen „Wursthund" nicht erklären. Ihr vielleicht?

Sprachen

Neulich im Park, ich spielte gerade mit meinem blauen Hühnchen, das leider kaum noch als solches zu erkennen ist, als ich etwas ganz Komisches gesehen habe. Na ja, vielleicht hatte ich das schon öfter mal erlebt, aber so richtig drüber nachgedacht hatte ich zuvor noch nie. Da kamen sich zwei Frauen entgegen, und wenn ich die Worte richtig verstanden habe, begrüßten die sich ganz besonders herzlich. Gerade zu überschwenglich!
„Wie schön, dich zu sehen!"
„Das ist ja wunderbar, dass ich dich hier treffe!"
Aber irgendwie lag da eine Duftnote in der Luft, die ließ gar nicht an Freude denken sondern eher an das Gegenteil. Fast genau so roch mein Frauchen, als ich einmal an ihren teuren Schuhen geknabbert habe. (Zu meiner Entschuldigung sei gesagt, dass ich damals noch ganz klein war, und die Schuhe sich an Frauchens Fuß befanden - irgendwie trug sie also Mitschuld.)
Doch zurück zu der Duftnote: die war ganz so wie Menschen eben riechen, wenn sie sich über etwas aufregen. Und da habe ich dann genauer hingeguckt und gesehen, dass deren Körper eine

ganz andere Sprache sprachen als ihre Laute. Regelrecht angefeindet haben die sich! So wie ich das mache, wenn ich Curt, dem Rottweilernachbarn, auf offener Straße begegne und ihm erklären muss, dass er sich auf meinem Gebiet befindet: Gesträubte Nackenhaare, hoch gestelltes Schwänzchen, eben alles, damit ich größer wirke. Harry antwortet dann ebenso: er wächst regelrecht, obwohl er das gar nicht nötig hätte, denn er wiegt doch so wie so zehnmal mehr als ich. Aber die Natur konnte eben nicht allen Hunden einen kleinen Körper gepaart mit einem großen Intellekt schenken wie uns Zwergdackeln! Bei manchen ist es genau umgekehrt!

Nun aber schnell zurück zum Park: Genau so „gestreckt" wie Harry und ich wirkten auch die beiden Frauen. Eine wollte die andere mit ihrer Körpersprache geradezu übertrumpfen. Dabei sagten ihre freundlichen Worte doch das genaue Gegenteil. Ich verstehe das nicht! Harry und ich würden so etwas nie tun! Bei uns stimmt alles überein! Wenn wir uns anfeinden, dann aber richtig! Da wird überhaupt nicht freundlich gebellt, wie wenn man spielen möchte, sondern da werden Zähne gefletscht und geknurrt, was das Zeug hält. Nur gut, dass wir beide an der Leine gehen! Ich frage mich, wozu die Menschen ihre umfangreiche Lautsprache überhaupt entwickelt haben, wenn sie sie doch nicht dazu benutzen, das zu sagen, was sie meinen.

Irgendwie sind Menschen doch ziemlich merkwürdig!

Die wissen gar nicht, wie schön es ist, sich nicht zu verstellen. Vielleicht sollten sie einfach mal versuchen, genau das zu sagen, was sie meinen? Das Leben könnte so viel einfacher sein!

Scham

Gestern früh beim Waldspaziergang hing eine wunderbar intensive Duftnote in der Luft. Voller Vorfreude hielt ich meine Nase etwas höher in den Himmel und atmete mehr davon ein. Sogleich wackelte mein Schwänzchen im Turbogang, denn mein erster Eindruck hatte mich nicht getäuscht: der Geruch stammte von Sue, einer Freundin meines Frauchens, die erst seit einem dreiviertel Jahr hier bei uns im Dorf wohnt. Sue mag Hunde, und deshalb mochte ich sie auch sofort! Wir Hunde spüren so etwas ja gleich bei der ersten Begegnung. Sue hatte noch nicht einmal etwas dagegen, als ich ihr zur ersten Begrüßung mit meiner rosa Zunge über die Nase leckte. Eine echte Hundefreundin! Doch zurück zu unserem Waldspaziergang. Mein Frauchen selbst hatte noch keine Ahnung, dass wir Sue bald begegnen würden, denn das Riechorgan der Menschen verdient ja kaum diesen Namen. Etwa eine halbe Stunde später kreuzten sich unsere Wege endlich. Ich lief begeistert auf Sue zu und schleckerte sie ab. Wie immer ließ sie sich das gern gefallen, aber irgendwie mischte sich jetzt eine sonderbare Stressnote unter Sues verschwitzten Duft. Stress? fragte ich mich verwundert. Hatte sie etwa Angst vor mir? Ihrem Freund Alfred, einem Zwergdackel?

Natürlich nicht, wie sich sogleich herausstellte, denn kaum wollte mein Frauchen Sue ebenfalls begrüßen, hob diese abwehrend die Hände und sagte: „Don't come closer. I'm sweating like a pig!" Für alle, die kein Englisch verstehen: „Komm nicht näher. Ich schwitze wie ein Schwein!" heißt das, und ist wieder so ein Beispiel dafür, wie unlogisch die Menschen sind, denn Schweine schwitzen ja ebenso wenig wie wir Hunde. Aber egal.

Es war Sue sichtlich peinlich, dass sie so verschwitzt war, dabei ist das bei einem Lebewesen mit zwei bis vier Millionen Schweißporen doch kaum anders zu erwarten. Noch dazu nach körperlicher Anstrengung. Sue schämte sich dennoch.

Das ist überhaupt so eine merkwürdige und gleichzeitig weit verbreitete Angewohnheit der Menschen: Die Scham. Sie schämen sich für ihren Körper, sie schämen sich für ihre Gefühle, sie schämen sich sogar manchmal für ihre Gedanken. Ein merkwürdig verkrampftes Leben führen sie, in dem sie ständig irgendetwas vor den anderen verstecken möchten. Zum Glück kennen wir Hunde dieses Gefühl nur in besonders seltenen Momenten. Ich würde mich zum Beispiel nur dann am liebsten von der Erde verschlucken lassen, wenn ich einmal wissentlich einem Befehl meines Frauchens nicht gehorcht habe. Was bisher ein einziges Mal vorkam, und ich bin schon ein paar Jahre alt!

Aber für meinen Körper oder meine Gefühle muss ich mich nicht schämen, würde mir im Leben nicht einfallen! Die zeige ich genau so wie sie sind.

Vielleicht sollten die Menschen das auch einmal versuchen: Sich selbst so zu nehmen, wie der liebe Dog im Himmel sie gemacht hat. Ohne Scham. Das Leben wäre sicherlich einfacher – nicht nur für sie!

Jahreswechsel

Ein Jahr geht zu Ende, ein neues beginnt. Nie benehmen sich die Menschen merkwürdiger als zu dieser Zeit, die sie auch Rauhnächte nennen. Wir Hunde nutzen diese Tage vor allem, um Bilanz zu ziehen. Wie viele Katzen konnte ich in dem vergehenden Jahr zu Tode erschrecken? Wie viele Leckerlies außer der Reihe erbetteln? Und dann nehmen wir uns in schöner Regelmäßigkeit vor, das alles im neuen Jahr noch viel besser zu machen! Die Menschen tun Ähnliches. Aber außer einer nachdenklichen Besinnlichkeit pflegen sie auch noch jede Menge Bräuche, deren Bestehen durch nichts Anderes erklärt werden kann als durch die ihnen eigene, so sonderbare Art, das Leben zu begreifen.

Nehmt zum Beispiel das Gummibärchenorakel. Da ziehen sie blind Bärchen aus der Tüte und statt sie direkt zu verspeisen, denken sie sich allerlei Blödsinn aus, was deren Farben bedeuten könnten. Rot steht zum Beispiel für Liebe. So ein Quatsch! Rot steht für Himbeergeschmack und nichts Anderes!

Werfen sie einen Schuh über die Schulter, jagen sie nicht etwa gleich zum Spielen hinterher, was nur logisch wäre, nein! Sie schauen nach, wohin die Spitze des Schuhs zeigt. Und zeigt diese zur Tür, meinen sie, eine glückliche Beziehung daraus ablesen zu können. Ich enthalte mich hier besser einer Wertung dieses Verhaltens ...

Es gibt noch mehr solcher Orakel. Zum Beispiel dazu, wie das Wetter wohl werden wird. In zwölf Zwiebelschalen streuen die Menschen Salz und je nachdem, ob das Salz Wasser zieht oder nicht, soll der entsprechende Monat trocken oder verregnet werden. Wo hat man denn so was schon gehört? Als ob das Wetter sich nach einer Zwiebel richten würde! Weiß doch jeder Hund, dass das Wetter sich einzig und allein nach unserem Geruch richtet: Riechen wir strenger, wird es Regen geben.

Außer an ihre komischen Weißsagungen glauben die Menschen auch an jede Menge Glückssymbole: Das Schwein, das Kleeblatt, den Schornsteinfeger, den Pfennig ... Völlig aus der Luft gegriffene Dinge. Das wahre Glückssymbol ist doch wohl ein voller Napf und ein trockenes Körbchen im Warmen.

Doch für das einfache Glück sind die Menschen oft zu blind. Ich frage mich nun: Wie hat eine Art, die an Gummibärchen und Zwiebeln glaubt, es nur geschafft, das Ruder der Welt an sich zu reißen? Werde dieser Frage mein heutiges mittägliches Nickerchen widmen.

Regen

Es ist schon komisch mit dem Wetter, eigentlich ist es fast nie so, wie man es haben möchte. Ich lebe ja mitten in Spanien in den Bergen und wir hatten einen soooo langen und trockenen Sommer. Nur zweimal hat es geregnet. In vier Monaten! Ich sage euch: ich konnte diesen ewigen Sonnenschein schon nicht mehr sehen! Außerdem war es tagsüber so heiß, dass ich nichts Anderes tun konnte als irgendwo im Schatten zu dösen. Spaziergänge waren nur abends möglich, wenn die Sonne fast untergegangen war, oder morgens in aller Herrdogsfrühe.

Aber dann kam der Herbst: Ein Tief nach dem anderen segelte über den Atlantik heran und regnete sich über der iberischen Halbinsel ab. Am Anfang fand ich das klasse! Feucht riecht ja alles noch intensiver als trocken. Im Sommer musste ich fast alles, an dem ich schnuppern wollte, mit der Zunge benetzen, um den Geruch genauer studieren zu können; und mit einem Mal schwappte, wo ich ging und stand, eine Woge von Gerüchen über mich ein. Ich wusste gar nicht, in welche Richtung ich meine Nase halten sollte. Verwirrend und gleichzeitig aufregend war das, fast so wie meine Gefühle für Iris. Iris ist eine weiße Zwergpudeldame, die nur zwei Häuser weiter wohnt.

Mittlerweile ist es Winter geworden, der Schnee zeigt sich nur sehr zögerlich, oben auf den Bergspitzen, und der Regen steht mir bis zum Hals - an manchen Tagen wortwörtlich - und beinahe sehne ich mich nach den langen Sommersonnentagen. Bedingt durch meine etwas niedrige Straßenlage werde ich nämlich auch dann noch nass, wenn es schon längst aufgehört hat aus dicken Wolken zu tröpfeln. Aus Pfützen und Rinnsälen spritzt mir das Wasser dann weiterhin beim Gehen heimtückisch von unten gegen den Bauch. Sehr unangenehm!

Meine Menschen stöhnen eigentlich auch immer, wenn sie aus dem Fenster gucken und feststellen: Es regnet mal wieder. Jetzt habe ich aber etwas sehr Merkwürdiges beobachtet und frage mich, warum sie über das Wasser vom Himmel stöhnen und sich trotzdem tagtäglich den Regen ins Haus holen.

Wisst ihr: Es gibt da ja dieses eine Zimmer, das ich normalerweise meide, weil meine Menschen mir dort mein äußerst schwer zu beschaffendes Eau de Tope (Maulwurfwasser) abwaschen und sich selbst mit übelsten Düften einsprühen. Neulich aber hörte ich es dort drinnen mal wieder regnen. Und diesmal dauerte das so lange, dass mich die Neugier so sehr juckte und ich meine Nase in den Türspalt steckte. Glücklicherweise war die Tür nicht eingeklinkt, und ich konnte mich ganz in diesen Raum zwängen.

Ich glaubte sofort, ein Albtraum habe mich urplötzlich überfallen. Denn da stand mein Frauchen tatsächlich im Regen! In einem örtlich sehr begrenzten aber trotzdem: Wer setzt sich schon freiwillig solchen Naturgewalten aus? Menschen natürlich! Je länger ich ihre Gebräuche studiere, umso merkwürdiger kommen sie mir vor! Nicht nur, dass sie überall kleine Sonnen im Haus haben, die sie nach Belieben scheinen lassen können, nein, sie müssen auch noch dem Regen Zutritt gewähren. Ich frage mich nun, ob sie es jetzt im Winter wohl auch heimlich in diesem komischen Raum schneien lassen? Ich werde jedenfalls ein Auge darauf haben, denn lange kann es nicht mehr dauern, bis wir hier in unserem spanischen Bergdorf eingeschneit sind.

Gedicht

Knecht Alfred

Von drauß vom Walde komm ich her,
Ich muss euch sagen, es weihnachtet sehr!
Allüberall auf den Tannenspitzen
Sah ich weiße Knöchlein blitzen,
Und droben aus dem Himmelstor
Sah mit großen Augen der liebe Dog hervor.
Und wie ich so strolcht durch den finsteren Tann,
Bellte er mich mit tiefer Stimme an:
„Knecht Alfred", rief er, „junger Hund,
Hebe die Pfoten, sonst wird's mir zu bunt!
Die Kerzen fangen zu brennen an,
Das Himmelstor ist aufgetan.
Hunde und Welpen sollen nun
Von der Jagd des Lebens einmal ruhn,
Und morgen springe ich hinab zur Erden,
Denn es soll wieder Weihnachten werden!"

Ich sprach: „Oh, lieber Dog, der du ja bist,
Meine Reise bald zu Ende ist;
Ich soll nur noch in diese Stadt,
Wo's eitel gute Hunde hat." –
„Hast denn das Mäuslein auch bei dir?"

Ich sprach: „Das Mäuslein, das ist hier;
Denn Mauseherz und Mauseschwanz
Essen gute Welpen ganz." –
„Hast denn die Rute auch bei dir?"
Ich sprach: „Die Rute, die ist hier;
Wo sollte sie denn sonst auch sein?
Wächst sie mir doch aus dem Hinterbein."
Doggilein bellte: „So ist es recht,
So geh mit Dog, du frommer Knecht."
Von drauß vom Walde komm ich her,
Ich muss euch sagen, es weihnachtet sehr!
Nun sprecht wie ich's da draußen seh!
Fällt denn bei euch schon kalter Schnee?

Erziehung

Also, ich weiß ja nicht, wie es anderen Hunden mit ihren Menschen geht, aber ich scheine irgendwie an ein bei gewissen Fragen ganz besonders erziehungsresistentes Exemplar von einem Frauchen geraten zu sein. Seit wir zusammen gehören, bemühe ich mich, ihr die schönsten Kunststückchen beizubringen. Sie scheint durchaus eine gewisse Intelligenz zu besitzen, denn manche Befehle schnappt sie beeindruckend rasch auf. Zum Beispiel „Nimm mich auf den Arm!" Da genügt meistens schon mit durchgedrückten Beinen stehen bleiben dazu ein einziger Blick und sie hat kapiert, was ich meine. Ich kommuniziere ja vornehmlich über Körpersprache und Augenausdruck mit ihr. Für unsere Hundelautsprache ist sie leider nicht begabt genug. Nur das Heulen kriegt sie – mit ausgeprägtem Menschenakzent – leidlich genug hin, dass wir manchmal abends auf dem Sofa gemeinsam in ein sämtlichen Nachbarn durch Mark und Bein gehendes Geheul einstimmen. Das macht totalen Spaß, wie wir da aus voller Kehle unsere Zusammengehörigkeit bekunden!

Doch zurück zu meinen Erziehungssorgen: Es gibt besonders einen klitzekleinen Befehl, den verweigert sie mit schöner Regelmäßigkeit. Selbst wenn ich mir eigens dafür meine Ausbilderjacke überstreife. Wie Rambo sehe ich damit aus, richtig beeindruckend. Aber Frauchen tut, als verstünde sie mich nicht. Dabei ist der Befehl ganz einfach, und ich begreife wirklich nicht, was es daran nicht zu verstehen geben soll. Er lautet: „Noch eins!", und ich wende ihn meistens an, wenn ich zuvor ein Leckerlie zugesteckt bekommen habe. Während ich noch auf dem köstlichen Bissen herumkaue, erteile ich ihn ihr oft schon ein erstes Mal: „Noch eins!" Dabei gucke ich sie ganz intensiv an. Sie tut, als hätte sie es nicht bemerkt und krault mir statt dessen ein bisschen den Hals. Habe ich etwas von Kraulen gesagt? Nein! Also wiederhole ich den Befehl: „Noch eins!", diesmal lege ich bereits eine gewisse Dringlichkeit in meinen Ausdruck. Sie beachtet ihn nicht! „NOCH EINS!", versuche ich es zum dritten Mal, aber mein Frauchen stellt sich taub, beziehungsweise blind, ich kommuniziere ja vor allem über die Augen mit ihr. Das war jetzt so intensiv, sie muss mich einfach verstanden haben! Aber kriege ich das Leckerlie? Nein! Sämtliche Erziehungsstrategien versagen bei diesen beiden kleinen Worten: „Noch eins!"

Ich weiß schon nicht mehr, was ich noch tun soll. Sonst hört sie doch so gut! Aber was den

Befehl, mir ein zweites Leckerlie zwischen die Zähne zu schieben, betrifft, da wagt sie die offene Rebellion.

Ich frage mich, ob es wohl Menschenschulen, ähnlich den überall aus dem Boden sprießenden Hundeschulen, gibt, wo ich als Hund mit meinem Frauchen hingehen könnte, um ihr Fehlverhalten zu korrigieren? Also, wenn ihr was wisst, wenn ihr irgendeinen Tipp für mich habt, immer her damit!

Weisheit

Menschen sind doch eine ziemlich sonderbare Art Lebewesen. Das muss ich immer wieder mit Erstaunen feststellen und dabei studiere ich ihre merkwürdigen Gebräuche nun schon seit Jahren. Die meisten von ihnen teilen ihre Aktivitäten in Arbeit und Freizeit auf. Während letzterer verrichten sie auch die größte Plackerei mit Vergnügen, stemmen zum Beispiel Gewichte in einem Fitnessstudio, aber bei ersterer stöhnen sie schon, wenn sie nur einen Kugelschreiber in die Hand nehmen müssen. Wirklich sonderbar!

Solch eine Aufteilung unserer Lebenszeit kennen wir Hunde nicht, obwohl wir die unterschiedlichsten Berufe ausüben. Wir arbeiten als Jäger, Hirten, Tröster, Polizisten, Gesellschafter, Gärtner, Wärmflaschen, Clowns, Eindringlingemelder, Katzenschrecke, Kopiloten, Träger, Zughund... Die meisten von uns üben sogar mehrere dieser Tätigkeiten gleichzeitig aus und das zu jeder Tageszeit. Solch eine merkwürdige Einteilung wie bei den Menschen - von neun bis fünf vertreibe ich Elisabeth aus meinem Garten, aber danach kümmere ich mich nicht mehr - das gibt es bei uns nicht. Wir leben nach dem Motto der Pfadfinder: Toujours prêt! Was Französisch ist und „Stets bereit!" meint.

Ich glaube der größte Unterschied zwischen uns Hunden und den Menschen liegt aber vor allem in unserer Einstellung zu unseren verschiedenen Aufgabengebieten. Wir gehen alle mit Freude an und haben deshalb so viel Spaß am Leben.

Dieser weise Gedanke kam mir erst kürzlich, als ich völlig geschafft von einem Waldspaziergang nach Hause kam und eigentlich nur Lust auf ein Nickerchen in der Wintersonne hatte. Höchstens für ein Leckerlie hätte ich mein Kissen auf der Terrasse verlassen wollen. Gerade wollte ich in Morpheus starke Arme sinken, als ich Schritte hörte, die sich unserem Gartentor näherten. Es waren fremde Schritte, das hören wir Hunde ja gleich. Mein Pflichtgefühl sagte mir, ich müsse sofort aufspringen und die Eindringlinge durch lautes Bellen ankündigen. Aber das weiche Kissen unter mir war so verlockend, die Strahlen der Wintersonne so warm... So rang ich mich nur zu einem halbherzigen Wuff durch und blieb wo ich war. Doch konnte ich danach in Ruhe schlummern? Nein! Obwohl die fremden Schritte schon bald kehrt machten und keine Gefahr mehr drohte, nagte das schlechte Gewissen noch Stunden an mir. Mein Nickerchen war verdorben.

Gleich am nächsten Tag gab es wieder eine ähnliche Situation. Diesmal sagte ich mir, als ich die Schritte hörte: „Klasse, Alfred, du darfst jetzt so laut bellen, wie du willst!", und sprang sofort auf. Das Eindringlingemelden hat richtig Spaß gemacht, und danach habe ich vielleicht ein Nikkerchen genossen! Vom Erholsamsten, was es gibt!

Wie schon Millionen Hunde vor mir habe ich gelernt: Es kommt auf die Einstellung an, dann kann alles Spaß machen, selbst zu Unzeiten!

Sind wir Hunde nun die absolut weiseste Art unter der Sonne oder sind wir es?

Vorräte

Manchmal sind Menschen doch recht unbedarft. Sie wissen oft gar nicht, was sie damit anrichten, wenn sie ohne die Zustimmung von uns Hunden abzuwarten, andere Hunde zu sich einladen.

Letzte Woche zum Beispiel haben Frauchen und ich Nica und deren Frauchen Laura beim Spaziergang im Wald getroffen. Zuerst hat Nica mir gehörigen Respekt eingeflößt. Sie ist eine elfjährige Schäferhündin und kann vielleicht die Zähne fletschen! Mein lieber Dog! Bei der Erinnerung zuckt mein Schwänzchen heute noch und würde sich am liebsten zwischen meine Pobacken klemmen. Nach einer Weile habe ich dann aber gemerkt, dass Nica nur so reagiert, weil sie selbst unsicher ist. Sie hat Angst. Vor mir! Da bin ich sofort mindestens zwölfeinhalb Millimeter gewachsen! Was aber nicht bedeutet, dass ich sie gleich zu mir nach Hause eingeladen hätte. Für solche Vertraulichkeiten sollte man sich zunächst besser kennenlernen. Ganz wichtig ist zum Beispiel die Frage nach dem Appetit des anderen.

Meine angebetete Iris könnte ich jederzeit bedenkenlos zu mir einladen. Sie würde nie in meinem Garten nach meinen dort versteckten Schweinsöhrchen buddeln. Käme ihr gar nicht in den Sinn. Iris macht sich nichts aus Essen.

Von Nicas Fressgewohnheiten aber wusste ich noch gar nichts, als ich völlig verdattert hörte, wie Frauchen Nica und Laura nach dem Spaziergang zu uns einlud.

Ich habe sofort versucht, Frauchen durch eindringlichste Blicke klar zu machen, dass das nicht geht, weil ich mindestens drei Schweinsöhrchen für schlechte Zeiten im Garten lagern hatte. Aber Frauchen bemerkte meinen flehenden Ausdruck gar nicht. Völlig unbedarft öffnete sie Nica das Tor zu meiner Vorratskammer.

Aufgeregt quetschte ich mich an Nica und den Menschen vorbei, um als erster zu meinem jüngst verbuddelten Schatz zu gelangen. Immer wieder schielte ich von der Seite auf die große Schäferhündin, während ich das erste Schweinsöhrchen von Erdreich befreite. Tropfte ihr etwa bereits der Speichel aus dem Mund? Tatsächlich! Es war nicht zu übersehen: Nica wollte das Ohr gern kosten. Aber nicht mit mir!

Es ist eine Sache, wenn Frauchen großzügig Fremde einlädt und von ihren Vorräten abgibt, eine ganz andere ist es unter uns Hunden. Wir geben nicht gern ab und schon gar nicht vom Futter! Zuerst suchte ich nach einem neuen Versteck für meinen Schatz, aber konnte ich sicher sein, nicht von Nica beobachtet zu werden? Nein! Ich hatte keine Wahl: Obwohl das Öhrchen längst nicht mehr so schön knusprig und appetitlich aussah wie zu dem Zeitpunkt, als ich es versteckte, würgte ich das labbrige Ding in wenigen Bissen hinunter.

Gefahr vorerst gebannt, dachte ich. Aber ich hatte nicht mit Frauchens grenzenloser Unbedarftheit gerechnet. Sie lud Nica nicht nur in unseren Garten sondern auch in unsere Wohnung ein. Und das, wo dort in jeder Sofaritze Köstlichkeiten verborgen liegen.

Ich versuchte es mit Knurren, aber weder die Menschen noch Nica ließen sich davon beeindrucken. Es war zum Verzweifeln! Würde ich nun auch sämtliche Kauknochenreste verschlingen müssen plus einer nicht unbeträchtlichen Menge zwischen und unter Kissen gehorteter, anderer Leckerbissen, die nur in meinem Magen vor Nica sicher schienen?

Ja! Mit schmerzendem Kiefer machte ich mich also an die Arbeit.

Zum Glück wollte Frauchen Laura nur etwas geben, und der Besuch ging bald wieder. So musste ich letztendlich doch nicht alle meine Vorräte in meinem Verdauungstrakt sichern.

Scheinwelt

Menschen sind doch eine ziemlich merkwürdige Art. Nehmt allein die Tatsache, dass sie sich vornehmlich von ihrem Augenlicht durchs Leben leiten lassen. Wie leicht können sie dadurch getäuscht werden! Weiß doch jeder Hund, dass allein auf unser Riechorgan hundertprozentiger Verlass ist. Das ist allerdings bei den Menschen derart verkümmert, dass es kaum den Namen Nase verdient.

Ich nehme nun an, dass das etwas mit der Evolution zu tun hat. Also, wer über Jahrtausende mehr darauf achtet, wie die Dinge oberflächlich gesehen erscheinen, statt ihrem Geruch nachzuspüren, na ja, der muss sich nicht wundern, wenn er irgendwann kein Jakobsches Organ mehr hat.

Das ist ein Organ, das bei uns Hunden im hinteren Rachenraum sitzt und eine Verbindung zur Nase und zur Mundhöhle hat. Wir benutzen es hauptsächlich, um Gerüche zu erkennen, die mit unserem Sozialleben zu tun haben. Zum Beispiel, wenn wir uns auf der Straße begegnen. Dann muss zur ordentlichen Begrüßung vor allem der Allerwerteste des Gegenüber abgeschnüffelt werden. Gleich weiß man, ob der andere einem wohlgesonnen ist, was er für Stress mit seinem Menschen hat, welche Krankheiten ihn befallen haben, was er gefrühstückt hat... so was eben.

Aus weitester Entfernung erkennen wir Hunde, ob uns da ein Rüde oder ein Weibchen entgegen kommt. Das wissen wir übrigens auch bei anderen Arten. Menschen dagegen sind so unterversorgt mit Sinnesorganen, dass sie sich allen Ernstes über einen Kinderwagen beugen und fragen müssen: „Ist das ein Mädchen oder ein Junge?" Bei ihrer eigenen Art! Das muss man als Hund erst einmal verdauen: Dass solch verkümmerte Wesen meinen, sie wüssten, wo es langgeht im Leben.

In Wahrheit lassen sie sich vom schönen Schein blenden. Denn ihnen ist vor allem das Aussehen wichtig. Täglich verlieren sie kostbare Lebenszeit, um sich neu zu verkleiden. Und mit ihrem Fell sind sie fast nie zufrieden. Sie schnippeln dran rum, legen es auf Rollen, verbrennen es mit heißer Luft. Alles überflüssigster Kram. Uns Hunde können sie damit jedenfalls nicht täuschen. Wir wissen trotz der Verkleidung, ob uns da ein guter oder ein böser Mensch entgegen kommt. Da lassen wir uns von so ein bisschen Stoff und Locken nicht beeindrucken.

Natürlich gebrauchen wir auch unsere Augen. Umrisse zum Beispiel sind wichtig. Neulich habe ich mich doch sehr erschreckt, als Frauchen ein paar Stunden weg war und dann sehr viel breiter nach Hause kam. „Mein lieber Dog!", habe ich gedacht, als ich sie schon durch das Fenster gesehen habe. „Das muss aber ein Festmahl gewesen sein." Doch kaum öffnete sie die Tür, habe ich es gerochen: Ausgestopft hatte sie sich mit Entenfedern. Wozu das gut sein soll, ist mir noch nicht richtig klar. Vielleicht hat es etwas damit zu tun, dass das Fell der Menschen nur noch an ganz wenigen Körperstellen richtig schön dicht und schützend ist und sie braucht diese Federn im Winter?

Wird ja langsam richtig kalt hier bei uns in den Bergen. Angeblich soll es am Sonntag sogar schneien. Dann werde ich nicht mehr so viel raus gehen wie sonst und mehr Zeit haben, um vor dem Kamin über das merkwürdige Wesen der Menschen nachzudenken und darüber, warum ihnen der Schein so viel wichtiger ist als das Sein...

Gehorsam geht durch den Magen

Irgendwie sind die Menschen doch eine beziehungsmäßig eher verwirrte Art. Nehmt nur ihr unzutreffendes Sprichwort: Liebe geht durch den Magen. Als ob sich ein Weibchen je durch einen Leckerbissen hätte umstimmen lassen. Was das Paarungsverhalten betrifft, kommt es doch wohl einzig auf den richtigen Zeitpunkt an. Da kann ich meiner angebeteten Iris noch so feine Leckerlies vor die Schnauze legen, die Zwergpudeldame denkt gar nicht daran, etwas mit mir anzufangen, wenn ihre Hormone ihr das nicht diktieren. Es wäre einfach nur saublöd von mir, die Leckerlies nicht selbst zu fressen. Und man kann viel über uns Dackel sagen, aber saublöd sind wir nicht! Und schon gar nicht, wenn es ums Fressen geht!

Deshalb weiß ich auch, dass aus dem geflügelten Wort der Menschen nur so ein Schuh wird: Gehorsam geht durch den Magen! Also wenn mein Frauchen mir etwas Neues beibringen möchte, dann klappt das am besten, wenn sie dabei Leckerlies einsetzt. Zum Beispiel beim äußerst schwer zu befolgenden Rückruf. Stellt euch vor, ihr habt gerade einen superverlockenden Duft in die Nase bekommen und genau in dem Moment, wo es so richtig unter euren Pfoten juckt und ihr am liebsten losrennen wollt, ruft euch euer Mensch. Was tun? Der Verlockung folgen oder brav zurück zu Frauchen oder Herrchen trotten? Wo ihr womöglich sofort an die Leine genommen werdet, denn wenn eure Menschen aufmerksam sind, haben sie genau gesehen, wie sich eure Nase in den Wind hob, als ihr Witterung aufgenommen habt, und nur deshalb rufen sie euch zurück. Blöde Frage, was? Die Hälfte aller Hunde würde der Verlockung einfach nicht widerstehen können. Bei Jagdhunden sind es sogar 99,99999999 Prozent, die lieber einer Spur folgen als zu ihren Menschen zurückzueilen. Zu denen gehören wir Dackel! Es sei denn unsere Menschen hätten uns beigebracht, dass es beim Befolgen des Rückrufs sofort was Feines gibt. Aber nicht etwa so ein blöder Trockenkeks, nee, es muss mindestens ein Stückchen Frankfurter Würstchen sein. Also bei mir jedenfalls. Darunter tu' ich es nicht!

Gelernt habe ich das ganz einfach, denn obwohl mein Frauchen bei manchen meiner Befehle etwas zurückgeblieben wirkt - denkt nur daran, was ich bereits zum Thema „Erziehung" geschrieben habe - besitzt sie doch eine gewisse Intelligenz und hat sich, was den Rückruf betrifft eine feine List ausgedacht: Sie brachte eine Pfeife zum Einsatz. Als sie zum ersten Mal darauf pfiff, kam ich sofort angerannt - wir Dackel sind ja ziemlich neugierig – und sie gab mir umgehend ein Stück Wurst. Logo, dass ich jetzt immer komme, wenn ich diesen Pfiff höre. Denn eine Sache ist das Versprechen auf möglichen Mäusebraten, eine andere die süße Gewissheit eines Frankfurter Würstchens!

Mission

Habt ihr schon einmal darauf geachtet, wie zielstrebig wir Dackel durchs Leben gehen? Auch an uns bis dahin völlig unbekannten Orten? Immer vorneweg und unbeirrt bahnen wir uns unseren Weg. Ganz egal ob im Menschengedränge in der Stadt, im Park oder in der freien Natur. Ein Dackel, der missmutig hinter seinem Menschen hertrottet, so etwas gibt es nicht! Es sei denn, er ist krank.

Das liegt daran, dass jeder Dackel mit einer eigenen Mission auf die Welt kommt. Meine ist es, verwöhnt zu werden. Diese Aufgabe wurde mir sozusagen mit dem ersten Atemzug ins Körbchen gelegt. Deshalb fiel es mir auch so schwer, mich für einen Menschen zu entscheiden, und erst als Frauchen bei mir zu Hause in Wiesenburg auftauchte, wusste ich: Die wird mir helfen, meine Mission zu erfüllen! Da war ich bereits fünf Monate alt und hatte andere Frauchenanwärterinnen und Herrchenanwärter erfolgreich abgelehnt indem ich mich sofort verkrümelte, wenn sie bei uns auf den Hof kamen. Aber als Frauchen auftauchte spürte ich: die ist es! Also warf ich mich ohne länger über die Konsequenzen nachzudenken vor ihr auf den Rükken und zeigte ihr als größten Zuneigungsbeweis mein Bäuchlein. Seitdem sind wir zusammen und sie hilft mir tatkräftig, meine Mission zu erfüllen.

Meine größte Lebensaufgabe so mühelos abgedeckt, kann ich mich anderen Untermissionen widmen. Die sucht sich jeder Dackel nach Lust und Laune. Ich habe mir gleich mehrere solcher Nebenmissionen auferlegt. Eine ist es, meinen Garten frei von Katzen und anderen Schädlingen zu halten. Eine andere erledige ich nur im Winter: Ich erhalte Wasserreserven.

Vor allem nach brennenden Frostnächten laufe ich dreimal täglich durch mein weitläufiges Revier und checke die Wasseranschlüsse im Umkreis. Letzten Winter konnte ich so fünf Nachbarn vor einer horrenden Wasserrechnung schützen. In diesem Winter sind es bereits vier und die empfindlich kalten Nächte sind noch lange nicht vorbei. Im Gegenteil! Ich glaube, das Dickste kommt erst noch Ende Februar!

Aber anstatt es mir zu danken, kommen die Nachbarn zu Frauchen und schenken ihr Schokolade, Blumen und anderen unnützen Kram, den ein Dackel nicht gebrauchen kann. Ja, gut, es ist Frauchen, die immer den Schlüssel holt und die Haupthähne abstellt. Aber ohne mich würde sie die Lecks doch gar nicht finden!

Neulich zum Beispiel haben wir sogar im Wald einen Wasserrohrbruch gelindert. Von selbst wäre Frauchen nie auf den Gedanken gekommen, von der Straße weg und zum Flusslauf zu gehen, wo ein kleines Ausflugslokal steht. Da lief das Wasser schon zum Fenster raus!

Ich hoffe nun, dass zumindest der Besitzer des Ausflugslokals, wenn er sich bedanken kommt, etwas Besseres als Schokolade bringt. Ein getrocknetes Schweinsöhrchen wäre nicht schlecht oder ein saftiges Filetstück!

Mein größter Traum aber wäre es, wenn sich die Menschen aus unserem Viertel zusammentäten und mir meine Initiative mit etwas ganz Besonderem danken würden. Denn zu Fressen kriege ich ja eigentlich schon genug zu Hause. (Siehe meine Hauptmission in diesem Leben). Sie könnten ja vielleicht eine Straße nach mir benennen: Calle Alfredo. Das wäre dann was für die Ewigkeit!

Shopping

Neulich war ich mit Frauchen mitten in Madrid in einem ganz besonderen Geschäft. Normalerweise interessiere ich mich ja nicht für Einkäufe, denn die meisten Läden sind so was von langweilig, da gibt es höchstens Wollmäuse, denen ich hinterherjagen könnte, ein Waldspaziergang ist mir allemal lieber. Aber dieses Geschäft roch neben vielen anderen Düften auch nach Eßbarem und stellt ich vor: Ich durfte mit rein!

Sonst sind mir die einzig anziehenden Läden ja verboten. In eine Fleischerei zum Beispiel durfte ich noch nie mit. Dabei ist das mein heimlicher Traum: Einmal unbeaufsichtigt in einem Geschäft für Fleisch- und Wurstspezialitäten! Mir läuft das Wasser im Mund zusammen, wenn ich nur an die Köstlichkeiten denke, die ich da verschlingen könnte.

Doch zurück zu diesem einen besonderen Laden. Er gefiel mir schon deshalb, weil draußen vor der Tür ein Napf mit Wasser für uns Hunde stand. Sehr einfühlsame Menschen, die da arbeiten, dachte ich anerkennend. Und als die Tür zufällig aufklappte, strömten leckerste Gerüche in meine Nase. Nichts wie rein, nahm ich mir vor und zog drängelnd an meiner Leine. Ich war dann aber doch etwas verwundert, als Frauchen mich nicht etwa abhielt sondern tatsächlich mit mir mitkam.

Drinnen ging gleich ein Verkäufer auf Augenhöhe mit mir und bot mir einen Keks an, als sei ich der Kunde und nicht Frauchen. Nachdem ich den etwas trockenen Keks aus lauter Höflichkeit angenommen hatte – Frauchen backt viel bessere! – sah ich mich um.

Ich war im Paradies gelandet! Besonders die Ecke mit den getrockneten Fleischstreifen hatte es mir angetan. Sie steckten in Tüten, aber meine feine Nase erschnupperte sie sofort. Hätte der Verkäufer mir nicht einen dieser Streifen geben können? Unbemerkt entsorgte ich den trockenen Keks in einer dunklen Ecke zwischen zwei Regalen und startete ein Hungerwinseln, das jedes noch so harte Herz hätte erweichen können.

Das von Frauchen ist nicht besonders hart, und sie kaufte gleich einen ganzen Arm voll von diesen in Tüten steckenden Köstlichkeiten. Mission erfüllt, dachte ich mir und streunte schwanzwedelnd weiter durch den Laden.

Es gab wunderbar flauschige Liegekissen; Stofffüchse, die quiekten, wenn ich darauf biss; Enten die quakten; Leinen aus wohlriechendem Hirschleder... alles vom Feinsten! Natürlich fanden sich auch einige dieser sinnlosen Dinge, die Menschen für Hunde kaufen, weil sie uns für Weicheier halten: Regenmäntel, Pfotenschützer,

Haarschmuck. Alles nutzloser Kram, den manche von uns ertragen müssen. Sogar Parfüms für Hunde entdeckte ich und fragte mich, ob hier ein weiser Mensch endlich das in der Natur äußerst schwer zu beschaffende Eau de Tope (Maulwurfwasser) kreiert hatte oder ob diese Stinkewässerchen – ich denke da an Zitrusdüfte – eher was für Menschennasen waren.

Während ich noch dieser Frage nachhing, entdeckte ich in einer anderen Ecke etwas, das mir gänzlich den Atem verschlug. So etwas hatte ich noch nie gesehen! Ich nehme an, es handelte sich um eine für ausgewachsene Rüden reservierte Ecke, denn für Hundedamen oder Welpen war dieser Anblick nun wirklich nicht geeignet.

Es hatte eindeutig Hundeumrisse, roch aber nicht nach Hund. Und am hinteren Ende befand sich ein Loch. Unanständig!

Auch Frauchen sollte das Ding besser nicht sehen, sonst käme sie noch auf die Idee, es mir zu schenken. Dabei ist so etwas nun wirklich nichts für Hunde, wir lassen uns bei der Liebe nämlich von unserer Nase leiten und das Ding roch eindeutig nach Plastik. Aber selbst mit Eau de Tope übergossen, würde ich mich von so einem toten Ding jedenfalls nicht verführen lassen.

Ich frage mich nun, wer wohl auf die dumme Idee kam, solch eine Puppe für uns Rüden herzustellen? Sehr wahrscheinlich ein Mann, der selbst noch nie etwas anderes als frauenförmige Luftballons im Arm hielt.

Menschen sind so was von merkwürdig!

Hundemaus

Also jetzt hat Frauchen es wirklich auf den Augen! Wisst ihr, wie sie mich gestern genannt hat? Beinahe schäme ich mich, es hier so öffentlich zu wiederholen. Mit „kleine Hundemaus" hat sie mich doch tatsächlich angesprochen. Wo hat man so etwas denn schon gehört? Als ob es je in der Geschichte der Evolution der Arten eine Kreuzung zwischen Hund und Maus gegeben hätte. Nee, wirklich! Eine Beleidigung ist das! Schließlich weiß ich genau, dass beide meine Eltern Dackel waren! Mami war ein Zwergdackel genau wie ich: Alexandras Nele. Und Papi habe ich zwar nie persönlich kennengelernt - was ihm verziehen sei, ich weiß ja, dass wir Rüden es nicht so mit dem sich um den Nachwuchs kümmern haben - aber dass er ein stattlicher Zwergdackel war, das steht in meinem Ahnenpass: Mc Gywer vom Himmelstor.

Ein ebenso stattlicher Zwergdackel wie Papi bin ich übrigens auch. Also von wegen „klein". Für einen Zwerg bin ich sogar überdurchschnittlich groß! Fast schon kleiner Standart möchte ich behaupten. Wie Frauchen also auf diesen Ausdruck „kleine Hundemaus" kommt ist mir schleierhaft.

Sieht man doch sofort, dass ich kein Nager bin. Ja, gut, meine Nase ist vielleicht tatsächlich etwas fein und vorne zusammenlaufend, gar nicht so breit wie etwa bei einem Boxer, eher schon, hm?, ja, doch, mit den wenigen seitlichen Barthaaren vielleicht wirklich wie bei einer Spitzmaus... Und wenn ich auf dem Rücken liege, und meine Ohren in all ihrer Schönheit völlig ausgebreitet sind statt wie sonst nach unten zu hängen, dann haben sie in ihrer Stattlichkeit tatsächlich etwas von den Lauschern einer Fledermaus, das will ich gar nicht leugnen, aber ein Blick auf meine Reißzähne sollte doch wohl genügen, um alle Welt wissen zu lassen, dass ich ein Raubtier bin und mitnichten eine Maus!

Während Frauchen sprach hatte sie auch wieder diesen verklärten Blick, der hin und wieder ihr sonst recht hübsches Gesicht verzerrt. Meistens dann, wenn sie etwas anguckt, was sie mag. Kirschkuchen zum Beispiel. Oder ein neues Paar Schuhe. Ich tippe also auf ein schleichendes Augenleiden, das sich irgendwie auf ihr Hirn auswirkt, um nicht zu sagen: Es ganz abschaltet. Denn weder beim Kirschkuchenessen noch beim Schuhekaufen kennt Frauchen Grenzen. Ihre grauen Zellen scheinen vorrübergehend zu streiken, wenn dieser Blick sie befällt. Und so wird das gestern wohl auch gewesen sein, denn wachen Verstands würde Frauchen mich bestimmt nie so beleidigen! Dafür liebt sie mich zu sehr!

Reisen

Ein-, zweimal im Jahr, manchmal auch öfter, kommt es vor, dass meine Menschen Koffer packen. Ich ahne dann immer Böses, denn ein gepackter Koffer bedeutet für mich: das angestammte Revier verlassen müssen. Entweder es geht ab ins Hundehotel oder – noch schlimmer! – auf in irgendwelche Gebiete, die andere Hunde bereits unter sich aufgeteilt haben.

Das Hundehotel finde ich eigentlich gar nicht so schlecht. Ich kenne es ja auch schon seit ich fünf Monate war. Da gibt es einen geregelten Tagesablauf, viel Sport, gutes Futter und jede Menge Unterhaltung mit den anderen Hunden. Außerdem hat meine liebste Pflegerin, Belén, gar nichts dagegen, wenn ich ihr mit meiner rosa Zunge über Mund und Nase schlecke. Das ist wahre Zusammengehörigkeit! Es gibt nichts Schöneres! Trotzdem vermisse ich meine Menschen und mein Zuhause ein kleines bisschen, wenn ich dort bin, und nichts ist schöner als wenn sie mich endlich wieder abholen, und es geht zurück in unser Dorf!

Bei der anderen Variante sind meine Menschen zwar bei mir, aber so richtig wohl fühle ich mich trotzdem nicht. Das Futter schmeckt nicht so wie zu Hause, das Wasser erst recht nicht, das Lager riecht ganz anders als mein angestammtes Körbchen, beim Spazierengehen lese ich nur Duftnoten von Hunden, die ich gar nicht kenne. Und wenn es in den Süden geht, kann ich sicher sein, dass hinter jeder Kurve irgendwelche Streuner lauern, die sich mit mir anlegen wollen. Da nimmt mein Frauchen mich dann vorsichtshalber immer auf den Arm. Wie peinlich! Den Streunern kann ich aus dieser Lage noch nicht einmal klar machen, dass die ganze Welt eigentlich nur mir gehört, so wie ich das mit Curt zu Hause mache.

Ich verrate euch jetzt mal was: Sogar meinen liebsten Feind, Curt, den Rottweiler, vermisse ich, wenn ich auf Reisen bin.

Was die Menschen daran finden, ist mir ein Rätsel. Die machen nämlich auch nichts anderes als sich über das ungewohnte Essen zu beschweren, das Wasser aus der Leitung rühren sie vorsichtshalber gar nicht erst an, und das Bett verdient diesen Namen nicht, es ist, wenn ich ihrem Geächze Glauben schenken darf, die reinste Hängematte. Warum sie uns das mit dem Ortswechsel trotzdem Jahr für Jahr antun, ist mir schleierhaft. Menschen sind so merkwürdig!

Die wissen gar nicht, wie schön es ist, wenn man mit seinem Allerwertesten im angestammten Gebiet bleibt. Da schmeckt das Futter, da riecht alles vertraut, da trifft man die guten Freunde beim Spazierengehen, ja, da würde man noch nicht einmal die Feinde gegen andere eintauschen wollen, so sehr hat man sich an sie gewöhnt!

Men in white

Es gibt so eine Sorte Menschen, vor denen muss man sich als Hund ganz besonders in Acht nehmen. Die laufen nur in weißen Kitteln herum und tun am Anfang ganz freundlich. Gehen in die Hocke, kraulen einem unter dem Kinn, machen alles richtig, wie ein Mensch mit Hundeverstand. Aber wenn man sich gerade in Sicherheit wiegt und denkt, klasse, die sind aber nett, dann schlagen sie zu. Und zwar meistens dann, wenn es einem so wie so schon irgendwo weh tut.

Als ich klein war musste ich oft zu diesen Menschen in weiß. Ein paar Mal, weil mir ein Grassamen im Gehörgang steckte, dann weil ich irgendwas richtig Verdorbenes gefressen hatte und ganz schlimmen Durchfall hatte, wieder ein anderes Mal, weil mir beim Spielen im Wald ein Nagel ausgerissen war und das blutete ganz doll. Und dann auch als mich eine hinterlistige Wespe in die Schnauze gestochen hatte, und die so anschwoll, dass mein Gesicht kaum noch zu erkennen war. Immer wenn so etwas passierte, schnappte Frauchen mich und raste so schnell es ging zu diesen Weißkitteln. Warum sie das tut ist mir schleierhaft, denn jedesmal pieksen die mich oder tun sonst was Böses. Einfach nur getröstet haben die mich noch nie.

Ab und zu schleift Frauchen mich auch zu diesen Menschen in weiß, obwohl mir gerade gar nichts weh tut. Und dann pieksen die mich auch, diese gemeinen Wesen! Zuerst wollen sie sich immer mit einem Leckerlie einschmeicheln. Aber obwohl ich sonst einem kleinen Zwischenimbiss nie abgeneigt bin, nehme ich von denen nichts an. Denen traue ich nicht! Ich versuche meistens, mich während der Dauer unseres Aufenthaltes hinter Frauchens Beinen oder unter einem Stuhl zu verstecken. Manchmal klappt das tatsächlich und Frauchen kauft nur irgendwas. Und ich muss mich nicht auf diesen kalten Stahltisch setzen. Aber selbst dann, wenn die Weißkittel mir mal überhaupt nichts antun, bin ich immer heilfroh, wenn ich endlich wieder raus kann aus diesen Räumen, die mich bis in meine Albträume verfolgen.

Am liebsten würde ich um das Haus der Weißkittel immer einen großen Bogen machen. Leider geht es aber nicht immer nach mir und Frauchen besteht darauf, diese gemeinen Menschen wenigstens einmal im Jahr zu besuchen, was ich dann jedesmal auszubaden habe. Warum Frauchen die immer wieder sehen will, weiß ich ehrlich nicht. Vielleicht tun sie ihr leid? Und sie denkt, ich würde doch irgendwann Freundschaft mit ihnen schließen? Die gucken nämlich immer ganz traurig, dass ich so gar nichts von ihnen wissen will. Aber das haben sie sich nun wirklich selbst zuzuschreiben, hinterhältig wie sie sind und immer mit einer Spritze in Reichweite...

Heidelämmchen

Vor etwa einem Jahr war ich zum ersten Mal in der Heide. Super schöne Gegend, müsst ihr unbedingt mal hin! Besonders die weiten Flächen, auf denen ich Kaninchenspuren verfolgen konnte, gefielen mir gut. Normalerweise lässt Frauchen mich in fremden Gegenden selten von der Leine. Das muss schon ein sehr übersichtliches Gelände sein, wo sie das mal tut. Sie will mich immer im Blick haben. Weite Strecken der Heide sind zum Glück so übersichtlich, da wächst höchstens mal ein Wacholderstrauch, hinter dem ich nur kurzfristig verloren gehen könnte.

Frauchen denkt, ich würde mich an neuen Orten leicht verlaufen. Ja, Menschen sind so, die schließen immer von sich auf andere Arten. Dabei sind sie doch so gut wie die einzigen, die Probleme mit der Orientierung haben. Ich habe schließlich meine Nase, um meinen Weg zu finden. Sollte ich Frauchen tatsächlich mal aus den Augen verlieren, könnte ich immer auf meiner eigenen Spur zurück zu unserem Ausgangspunkt laufen. Theoretisch weiß Frauchen das, aber in der Praxis richtet sie sich nicht danach. Ja, auch so sind die Menschen, sie handeln gern entgegen ihres Wissens.

Aber nun zu meinem eigentlichen Thema: mein Heidelämmchen. Das ist kuschelig weich, in etwa so groß wie ich, und Frauchen schenkte es mir in Lüneburg, wo wir auch übernachteten. Wir waren zusammen mit Frauchens bester Freundin, meinem liebsten Tantchen, in einem Hotel direkt am Stadtpark untergebracht. Frauchen sucht immer Hotels aus, in denen ich überall dabei sein darf. Sogar im Frühstückssaal. Der war besetzt mit älteren Damen, die, kaum hatte ich den Raum betreten, in verzückte Schreie ausbrachen.

„Ist der süß!"

„Wie heißt der denn?"

„Na, du Putzi, komm doch mal her."

„Och, wie niedlich!"

Hoch erhobenen Hauptes schritt ich an den lockenden Damen vorbei. Schließlich trug ich mein neues Heidelämmchen in der Schnauze und der Sinn stand mir nicht danach, mich um liebebedürftige ältere Damen zu kümmern. Ich hatte Besseres vor: Ich wollte an meinem Heidelämmchen den Genickbruch üben.

Das wussten die Damen noch nicht und sie überschlugen sich beinahe vor Begeisterung: „Ach, Gottchen, wie reizend, der spielt mit seinem Lämmchen", meinte eine und lächelte mich ganz verzückt an. „Na, du Kleiner, willst wohl mal ein guter Hirtenhund werden?", fragte sie.

Entschuldigung? Hirtenhund? Ich? Hatte die denn keine Augen im Kopf? Habe ich etwa die spitzen, aufgerichteten Ohren eines Hirten? Nein, natürlich nicht! Ich habe die typischen Schlappohren eines Jägers! Eine solche Fehleinschätzung konnte ich nicht lange im Raum stehen lassen. Sofort schnappte ich das Lämmchen in der Mitte und schüttelte es kräftig hin und her, genauso wie ich das nach erfolgreicher Jagd tun würde, um der Beute das Genick zu brechen. Wild schlug ich es nach rechts und links. Immer wieder, bis ich sicher war, dass selbst ein echtes Lämmchen eine solche Behandlung nicht überleben würde. Nicht, dass ich jemals eines zu schnappen gekriegt hätte...

„Das ist aber komisch. Was macht er denn da?", erkundigte sich eine der Damen. „Er übt den Genickbruch", klärte Frauchen sie auf. „Das ist typisch für einen Jagdhund."

Ein enttäuschtes Raunen ging durch den Saal. „Wie furchtbar", ereiferte sich eine der Damen sogleich.

„Wie grausam!"

„Kann man ihm das nicht abgewöhnen?"

„Würde er das etwa auch mit einem lebendigen Tier machen?"

„Wenn er eins erwischt", antwortete Frauchen gelassen.

Ab dem Morgen grüßte mich keine der älteren Damen mehr, wenn ich stolz mit meinem Heidelämmchen im Maul den Frühstückssaal betrat. Das bekümmerte mich nicht weiter, ich hatte ja (s.o.) Besseres zu tun.

Eine wichtige neue Lektion über die Menschen habe ich dadurch gelernt: Irgendwie wollen sie immer gegen die Natur.

Treppenschlange

Menschen sind doch eine recht beschränkte Art – das muss ich immer wieder feststellen. Vor allem, was ihre Sinne betrifft, sind sie von der Natur beim Verteilen selbiger eher übergangen worden. Nehmt allein ihren Geruchssinn, der diesen Namen kaum verdient. Vom Jacobschen Organ will ich lieber ganz schweigen, das besitzen sie ja nicht einmal. Und die wenigsten wissen, was das ist. (Ihr liebe Leser meines Buchs selbstverständlich ausgenommen, ich habe dieses Organ ja schon unter Scheinwelt beschrieben.)

Trotz ihrer so offenkundigen Beschränktheit glauben die Menschen aber, dass allein ihre Wahrnehmung die einzige Wirklichkeit sei. Mein Frauchen ist da leider keine Ausnahme. Als sie Carola Treppenschlange das erste Mal sah, kreischte sie vor lauter Schreck so laut, dass die halbe Nachbarschaft zusammenlief. Dabei war Carola an dem Tag nur etwas unvorsichtig. Sie ist eine etwa einen Meter zwanzig lange Schlange, die schon länger als ich in unserem Garten lebt. Doch ich will ganz von vorn beginnen.

Gleich als ich bei Frauchen einzog, lernte ich Carola kennen. Ich hatte sie während meiner ersten Erkundungstour in ihrem Versteck unterm Efeu aufgestöbert. Wir stellten uns vor und schlossen einen Pakt: Ich würde Carola nicht verbellen, wenn sie sich ihrerseits vorsichtig verhalten und nie in Frauchens Nähe blicken lassen würde.

Über zwei Jahre hielt Carola sich an unser Abkommen. Aber letzten Sommer schlängelte sie am hellichten Tag durch unseren Rasen, gerade als Frauchen die Wäsche aufhängen wollte. Frauchen, die zuvor nie etwas von Carolas Gegenwart bemerkt hatte - sie ist eben nur ein Mensch und dementsprechend mit nur rudimentär funktionierenden Sinnesorganen ausgestattet - kreischte laut und ließ die Wäsche fallen, was die arme Carola in eine Art Schockzustand versetzte. Erstarrt blieb sie zunächst im Rasen liegen und stellte sich tot.

Frauchen lief derweil kopflos ins Haus, wahrscheinlich um die Feuerwehr zu rufen, während die halbe Nachbarschaft aufgeregt herbeieilte. Ich sprang hinter Frauchen her, um sie zu beruhigen. Aber Menschen verstehen sich ja leider kaum auf die Sprachen anderer Arten.

„Eine Schlange! Hilfe! Eine Schlange in meinem Garten!", quiekte Frauchen und versperrte Fenster und Türen. Mich sperrte sie gleich mit ein. Sie dachte wahrscheinlich, Carola könne mir etwas antun und konnte sich nicht vorstellen, dass wir beide bereits seit Jahren bestens miteinander bekannt waren.

Nach einem Augenblick öffnete Frauchen unsere Haustür einen Spalt breit, um zumindest die am Gartenzaun versammelte Nachbarschaft insofern zu beruhigen, als sie ihnen zurief, wir seien noch am Leben und auch nicht gebissen worden. Die Nachbarn zogen beruhigt ab. Mir befahl Frauchen mit ihr im Haus zu bleiben. Mittels Gedankenübertragung versuchte ich ihr klar zu machen, dass Carola uns nichts tun würde. Die Ärmste hatte sich mittlerweile bis unter einen Oleanderbusch verkrochen und wollte vor lauter Angst am liebsten sterben.

Es dauerte ziemlich lange, bis meine beruhigenden Gedanken in Frauchens Bewusstsein drangen. Ich muss ihr aber zugutehalten, dass sie sie überhaupt empfing. Andere Menschen wären dazu gar nicht in der Lage. Und so öffnete sie nach Stunden, in denen ich schon meinte, wir würden im sommerlich aufgeheizten Haus gemeinsam den Erstickungstod sterben, erneut die Haustür und trat zögerlich einen Schritt auf die Terrasse. Zwei Stunden später traute sie sich von der Terrasse in den Garten, wo Carola Treppenschlange noch immer wie tot unterm Oleander lag. Endlich begriff Frauchen, wie inoffensiv die arme Carola war und beachtete sie nicht weiter. Seither hält Carola sich wieder strikt an unsere Abmachung.

Die Ortmaschine

Es gibt auf der Welt eine ganz sonderbare Maschine. Die sieht fast genau so aus wie meine Schlafhöhle, hat aber vorne eine Tür, die zugemacht wird, sobald ich in diese Maschine hineingekrabbelt bin. Danach fühle ich, wie die Maschine hoch genommen wird, und dann schaukelt es ziemlich lange hin und her, und um die Maschine riecht es nach ganz vielen gestressten Menschen. Ein bisschen so wie wenn ich in der Stadt an einer Menschenschlange vorbei gehe. Irgendwann hört das Geschaukel plötzlich auf und die Maschine steht still.

Als ich das erste Mal in so einer Ortmaschine saß, dachte ich in dem Moment: „Super, das war es jetzt, gleich holt Frauchen dich hier wieder raus." Aber Pustekuchen! Sobald die Maschine nicht mehr schaukelt, geht es erst richtig los. Es dröhnt und donnert und ist so laut, dass ich regelmäßig beschließe, mich diesem Lärm durch ein Nickerchen zu entziehen. Die Maschine steht ja zu Frauchens Füßen, was ich riechen kann, und Frauchen wird nicht zulassen, dass mir etwas passiert!

Weil ich also das Nickerchen mache, weiß ich nicht so genau, wie lange ich eigentlich in dieser

Maschine sitze. Aber ich glaube, es gibt längere und kürzere Aufenthalte. Und je nachdem, wie lange es nun war, ist plötzlich alles um mich herum ganz anders, ganz besonders anders oder ganz außerordentlich anders.

Kürzlich war ich wieder einmal in dieser Maschine unterwegs. Ach, was sage ich: Einmal? Gleich zweimal an einem Tag musste ich da rein!

Der erste Ort, an den die Maschine mich brachte, war etwas merkwürdig. Ziemlich laut war es da und außer einer enorm großen Mäusekolonie gab es dort eigentlich nichts Schönes. Frauchen nannte den Ort Münchner Flughafen, was immer das auch sein mag. Ich finde Gigantische Kirschmauskolonie würde es besser treffen, denn gleich wenn man dort an die frische Luft kommt, gibt es jede Menge Rasenflächen, auf denen zahlreiche Kirschbäume stehen, und unter den Rasenflächen lebt die größte Ansammlung von Mäusen, die ich je gerochen habe.

Der Rasen selbst sieht vor lauter Mäuselöchern beinahe wie ein Schweizer Käse aus, und als sei das Erdreich tatsächlich ein leckerer Käse, huschen Millionen von Mäusen unter dem Rasen durch Tunnel und Gänge. Ich glaube, wenn man als Hund da nur lange genug mit geöffnetem Fang vor so einem Loch stehen bleiben würde, würden einem die Mäuschen irgendwann von selbst ins Maul hüpfen. Das reinste Paradies!

Leider konnte ich das nicht ausprobieren, denn unsere Pläne richteten sich wieder einmal nicht nach mir. Nach einem viel zu kurzen Aufenthalt bei den Kirschmäusen, schickte Frauchen mich erneut in die Ortmaschine. Und ab ging es zu einem anderen Ort.

Eiersonntag

Bald wird die erste Vollmondnacht in diesem Frühling sein. Am Sonntag darauf gibt es beim Gassigehen dann wieder jede Menge Überraschungen zu finden. Das ist jedes Jahr so. Merkwürdigerweise nur einmal im Jahr, immer am ersten Sonntag nach Frühlingsvollmond. Für uns Hunde ist das leicht zu merken, wir teilen unsere Zeit ja eher nach Monden als nach Monaten ein.

Letztes Jahr quollen an diesem besagten Sonntag Wegesrand, Wald und Wiese geradezu über vor Eiern. Leider waren die fast ausnahmslos aus Schokolade, was ja das reinste Gift für uns Hunde ist. Ich konnte nur ein einziges Hühnerei finden, und das leuchtete so unnatürlich bunt aus, dass ich es lieber habe liegen lassen anstatt es zu fressen.

Die Menschen behaupteten, der Osterhase - wer immer das auch sein mag – habe die Eier gebracht. So ein Blödsinn! Die rochen ganz eindeutig nach Menschenhand. Eine Hasenpfote war da nicht im Spiel, das hätte ich sofort erschnüffelt. Trotzdem blieben die Menschen bei ihrer Version. Wenn sie erst einmal von etwas überzeugt sind, werden sie zur Unbelehrbarkeit in Person, nicht dass sie uns Hunde überhaupt oft verstehen würden. Unsere Kommunikation geht selten über Grundbedürfnisse wie Hunger, Pipi, Spielen oder Müdigkeit hinaus. Hoch philosophische Gedanken kann man als Hund mit den Menschen nicht austauschen. Dabei täte ihnen eine Sichtweise aus Hundeperspektive sicher nur gut.

Doch kann man Birnen von einem Apfelbaum erwarten? Eben! Menschen sind leider viel zu beschränkt, um sich mit uns Hunden auf tiefschürfende Kommunikation einzulassen.

Nehmt als Beispiel für ihre Gefangenheit in ihrer eigenen Vorstellungswelt diese merkwürdige Erscheinung Osterhase. Da behaupten sie doch tatsächlich, besagter Hase würde die Eier nicht nur überall in der Gegend verstecken, sondern sie den Kindern auch noch in Nester legen, welche die Kleinen tags zuvor gebaut haben. Nun weiß man ja zur Genüge, dass der Hase kein Vogel ist sondern zu den Säugern gehört. Und in ganz Europa ist kein einziges Säugetier beheimatet, das Eier legt. Höchstens im Zoo gibt es ein paar wenige Exemplare, die aus Australien eingeführt wurden, und zu den Ursäugern gehören wie das Schnabeltier.

Theoretisch wissen die Menschen das, nehme ich zumindest mal an. Aber praktisch verbreiten sie diesen Unsinn vom Eier legenden Osterhasen. Das aber auch nur einmal im Jahr gleich nach Frühlingsvollmond. Ist der Eiersonntag erst einmal vorbei, wird dieser Hase mit keinem Wort mehr erwähnt. Sie sind wirklich eine ganz außerordentlich megamerkwürdige Art, die Menschen.

Alphatier

Hundetrainer, Hundekenner, Hundeversteher, Hundeprofis ... wie Pilze aus dem herbstlichen Waldboden sprießen sie in jüngster Zeit aus Büchern und Fernsehsendern und verbreiten jede Menge Schlaues aber leider auch jede Menge Dummes über Hunde. Ihnen allen ist gemein, dass sie selbst keine Hunde sind. Das ist schon mal ein großes Manko, finde ich jedenfalls. Denn wer versteht einen Hund besser als ein Hund?

Nehmt als Beispiel diese merkwürdige Theorie, dass jeder Rüde angeblich ein Alphatier sein will. Etwas Dümmeres hat man ja wohl noch nicht gehört! Da wird den Herrchen und Frauchen dann erklärt, dass sie auf jeden Fall immer und überall ihre Überlegenheit zur Schau stellen müssen. Sprich: Sie sollen ihrem Hund nie den Vortritt an der Tür lassen, sie sollen immer zuerst essen und erst danach dem Hund was geben, und überhaupt in jeder Lebenslage das Alphatier sein.

Leider glauben manche Herrchen und Frauchen das, und so quetschen sie sich prinzipiell an jedem Türrahmen an ihren Hunden vorbei, wobei es nicht selten zu vermeidbaren Unfällen kommt, weil die Menschen es so eilig haben, dass sie bei ihrem Versuch, schneller als ihr Hund zu sein, über Hundeleinen oder andere Hindernisse stolpern. Demonstrativ schlagen sie sich außerdem immer dann ihre Bäuche voll, wenn ihr Hund zu ihnen aufschaut, was häufig passiert, denn wir Hunde orientieren uns gern an unseren Menschen und lesen in ihren Gesichtern. Und so tragen viele gutgläubige Hundebesitzer zahlreiche blaue Flecken am Leib und leiden trotz des täglichen Gassigehens schnell an Übergewicht.

Dabei sind diese Überlegenheitsdemonstrationen in den meisten Fällen völlig überflüssig. Denn längst nicht jeder Rüde will ein Alphatier sein. Mir wäre das viel zu stressig! Dieses ständige Sich-messen-müssen. Nee, nee, da lob ich mir die untergeordnete Stellung, in der ich meine Ruhe habe und verwöhnt werde. Abgesehen davon, dass wir Hunde im Vergleich zu den Menschen so wie so fast immer den Kürzeren ziehen würden. Denn, hey!, wer teilt uns unsere Essensrationen zu?

Eben!

Ein Alphatier sollte immer das größte, stärkste und klügste Mitglied im Rudel sein. Und obwohl ich selbstverständlich klüger als Frauchen bin (ich erziehe sie viel schneller als sie mich), sehe ich doch ein, dass sie ein kleines bisschen höher gewachsen ist als ich und wohl auch etwas mehr Kraft hat. Mit ihrem kleinen

Finger kann sie den kalten Schrank öffnen, in dem die besten Leckereien wie zum Beispiel rohes Fleisch lagern. Ich glaube nicht, dass ich das mit einer einzigen Kralle hinkriegen könnte.

Deshalb hier meine beruhigende Mitteilung für alle Herrchen und Frauchen: Ihr könnt euren Hund gern vor euch durch die Tür rennen lassen und müsst auch nicht demonstrativ vor ihm essen. Die meisten Hunde denken nämlich so wie ich: Boss ist wer das Sagen über das Essen hat!

Die Ortmaschine II

Als ich das zweite Mal aus dieser merkwürdigen Ortmaschine stieg war ich in Hannover gelandet. Und hier sollte ich etwas länger bleiben als bei der gigantischen Kirschmauskolonie.

Zunächst mussten wir an einem Karussell auf unseren Koffer warten. Da kam plötzlich einer an, der sah ganz genau so aus wie unserer, roch aber nach anderen Menschen. Frauchen wollte ihn schon nehmen, als eine andere Frau rasch danach griff. „Ist das auch wirklich Ihrer?" fragte Frauchen. Panik schwang in ihrer Stimme, denn wahrscheinlich glaubte sie, die Frau wolle sich mit unseren Sachen davon machen. So etwas kann auch nur einer Art passieren, die sich mehr auf ihre Augen als auf ihre Nase verlässt.

Aussehen kann vieles gleich, aber Geruch ist individuell, da gibt es keine Täuschung!

Hätte dieser Koffer nach unserem gerochen, hätte ich sofort gebellt, wenn jemand anderes danach greift. Aber das konnte Frauchen als Mensch ja nicht wissen.

Endlich entdeckte Frauchen unser echtes Gepäck auf dem Karussell, schnappte sich den Koffer, und wir wollten gerade an einigen uniformierten Menschen vorbei zum Ausgang gehen, als einer von denen nach meinem Ausweis fragte.

Den von Frauchen wollte niemand sehen, nur meinen. Wahrscheinlich hielten sie mich für potentiell gefährlicher, was mir - ich gebe es gern zu - durchaus schmeichelte. Schließlich waren ganz entfernte Vorfahren von mir echte wilde Wölfe!

Als weitgereister Dackel habe ich selbstverständlich so ein Dokument, in dem steht wie ich heiße, wann ich geboren wurde, zu wem ich gehöre, wann die Weißkittel mich gepiekst haben... Lauter solche Sachen, die eigentlich nur Menschen interessieren. Nach einem kurzen prüfenden Blick seitens der Uniformierten durften Frauchen und ich dann endlich zum Ausgang weiter.

Direkt hinter der Kontrolle erschnupperte ich sofort meine allerliebste Tante. Sie ist der einzige Mensch, der mir bisher ein Päckchen geschickt hat, richtig an meine Adresse mit nur meinem Namen drauf! Voller Schweinsöhrchen und anderen Überraschungen war das. Allein bei der Erinnerung läuft mir das Wasser im Mund zusammen!

Dass auf Tantchen in puncto Essen immer Verlass ist, zeigte sich auch diesmal sofort. Kaum hatte ich sie mit wedelndem Schwänzchen erreicht, schon steckte sie mir ein Stückchen Schmakitos zu. Klasse! Dafür nehme ich gern so eine lange Reise auf mich. Frauchen kauft immer nur angeblich gesündere Sachen.

Direkt neben uns stand eine Schäferhündin, die auf ihre Menschen wartete und guckte ganz neidisch auf Tantchen und mich. Aber nicht lange, denn sofort hielt Tantchen auch ihr ein Stückchen Schmakitos hin. Dabei hatte sie die doch allein für mich mitgebracht. Dass Menschen aber auch immer vom Essen abgeben müssen. Eine ebenso unverständliche wie überflüssige Angewohnheit. Vor allem wenn es sich um mein Essen handelt!

Die Schäferhündin ließ sich dann aber im Gegenzug von mir überall abschnüffeln ohne auch nur einmal ihre körperliche Überlegenheit demonstrieren zu wollen. Feiner Zug! Gar nicht wie Rika, die immer gleich ihre Pfote auf meinen Rücken legen will. Rika ist meine Bernhardinerfreundin, die ich während dieser Reise auch noch treffen sollte. Aber davon werde ich in einem anderen Buch berichten.

Hüttentier

Neulich habe ich Bekanntschaft mit einem ganz merkwürdigen Lebewesen gemacht. Menschen sind ja schon so etwa das Merkwürdigste, was unter der Sonne rumläuft, aber dieses Tier ist auch etwas ganz Besonderes!

Stellt euch vor: Es trägt seine Hütte immer und überall mit sich herum. Also, wenn ich mir das vorstelle, ich würde den ganzen Tag mit meinem Körbchen auf dem Rücken rumrennen... also, nee! Das ist doch hinderlich! Da würde ich ja überall anecken, und Katzen könnte ich damit auch nicht verfolgen. Das Körbchen würde sicher schnell kaputt sein. Und wo würde ich dann schlafen?

Oder wenn ich denke, Frauchen müsste ihr Haus mit sich rumschleppen – unmöglich! So stark ist sie gar nicht. Und Autofahren könnte sie damit auch nicht. Sie müsste alle Strecken zu Fuß gehen. Und wie sähe das überhaupt aus? Aus der Tür guckt Frauchens Kopf raus und aus den Fenstern die Arme und Beine?

Kein Wunder, dass dieses außergewöhnliche Tier so langsam ist, so eine Hütte, die wiegt doch! Das wundert mich sowieso: Wie kommt es, dass das Lebewesen immer in die Hütte passt? Wächst die etwa auch? Ein wachsendes Körbchen? Sehr, sehr sonderbar!

Ich glaube, ich werde mich in Zukunft mehr mit Zoologie befassen. Da gibt es bestimmt noch andere Lebewesen, die einen nachmittäglichen, philosophischen Gedankengang verdient hätten.

Frauchen nennt diese Tier übrigens irgendwas mit Kröte, dabei sieht es gar nicht wie eine Kröte aus...

Sankt Valentin

Knochen sind an sich ja für vieles gut, niemand weiß das besser als wir Hunde. Manche von uns nagen sie nur ab, andere knabbern sie gänzlich auf, wieder andere spielen einfach nur mit ihnen oder verbuddeln sie für schlechte Zeiten im Blumenbeet. Dabei gilt: Je frischer die Knochen, umso lieber sind sie uns! Jahrhundertalte Knochen würden kaum einen Hund hinterm Herd hervorlocken können.

Nun stellt euch vor, was ich kürzlich in Erfahrung gebracht habe: Menschen bauen doch tatsächlich für gewisse Knochen wahre Schreine. Stellen Kerzen für sie auf, bringen ihnen Blumen, sprechen sogar mit ihnen! Nicht an jedem beliebigen Tag, irgendwie scheinen da nur gewisse Tage in Frage zu kommen.

In Madrid zum Beispiel gibt es in der Straße Fuencarral eine Kirche, die San Antón heißt, und in der haben die Menschen einen Schrein für einen uralten Schädel und ein paar andere Knochen gebaut, die wohl alle mal zu ein und demselben Menschen gehört haben. Valentin soll der geheißen haben. Das habe ich zufällig aufgeschnappt, als Frauchen sich mit dem Pfarrer der Kirche unterhielt. Und diesen Resten des gewissen Valentin bringen ganz viele Menschen am 14. Februar Blumen. Einem Skelett! Das seit Jahrhunderten nichts anderes tut, als in seiner Vitrine zu zerfallen. Die Menschen sind so was von merkwürdig.

Ich könnte ja noch verstehen, wenn man einen frischen Knochen mit noch ein bisschen Fleisch dran in so einen gläsernen Schrank legen würde, vor allem wenn der gekühlt wäre, eine Art gläserner Eisschrank sozusagen, und wenn man zu diesem Knochen dann vielleicht ein Sträußchen Petersilie legen würde, wegen des besseren Geschmacks. Aber die ollen Knochen einfach so, ohne Sinn und Zweck, aufzuheben, ihnen alle Jahre wieder Rosen, Vergißmeinnicht oder Tulpen zu bringen, das bringen auch nur Menschen fertig.

Ich frage mich nun: Wozu soll das gut sein? Eine Suppe scheinen die Menschen jedenfalls nicht daraus kochen zu wollen.

P.S. Habe gerade erfahren, dass dieser Valentin ein biologisches Wunder gewesen sein muss, denn in einer Kirche in Rom liegt noch ein zweiter Schädel von ihm rum. Außerdem sollen Knochen von ihm über der ganzen Welt verstreut sein. Sogar in Deutschland. Alles höchst merkwürdig!

Bolschen am Hals

Also nee, nech, das darf doch nicht wahr sein: Kaum ist es einigermaßen warm draußen, die Bäume stehen in voller Pracht, Bienchen summen, Schmetterlinge flattern durch den Garten und die Schneefelder haben sich auf die entlegensten Berggipfel verkrochen; oder anders ausgedrückt: Die Welt strotzt vor süßlichen Aromen, die nur eine gewisse Art Lebewesen mit ziemlich verkümmerten Riechorgan klasse finden kann, schon legt Frauchen mir so ein Hustenbolschen um den Hals, das ganz unangenehm nach Pfefferminz und Zitrone riecht. Den ganzen Winter über hatte ich meine Ruhe davor. Da gab es nur hin und wieder ein paar ähnlich duftende Stinketropfen in den Nacken, die angeblich Flöhe und Zecken und andere Schmarotzer davon abhalten sollen, sich ein Schlückchen meines Blutes hinter die Binde zu schütten. Und genau das soll dieses längliche Hustenbolschen auch tun: Blutsauger abhalten.

Das ist ja an sich nichts Böses, aber es liegt mir wie ein Halsband um den Nacken. Und ich sage euch: Es ist ein Graus! Vor lauter Zitrusdüften kann ich kaum noch Spuren verfolgen. Vom Hals her nebeln Pfefferminz und Zitrone meine empfindliche Nase so ein, dass ich gar nicht mehr weiß, wohin ich sie noch halten soll. Beinahe hätte ich bei unserem Spaziergang heute früh sogar den toten Igel übersehen. Dabei liegt der schon seit Tagen am Straßenrand und fängt gerade an, so richtig fein zu duften. Gestern, ohne dieses blöde Bolschen am Hals, hatte ich die äußerst liebliche Note verrottenden Fleisches schon Meter zuvor ausgemacht und kam von daher auch weit vor Frauchen dort an, um zumindest meinen Hals etwas damit zu parfümieren, ehe Frauchen mich einholte und es verbieten konnte. Eau d' Hérisson – Igelwasser, ein ziemlich perfekter Duft für einen stattlichen Dackelrüden! Kein Wunder, dass meine Freundin Te, eine hübsche Pointerhündin, hinter ihrem Gartenzaun aufgeregt jaulte, als ich dort vorbeiging. Sicher wäre sie gern zu mir gerannt, um mir ihre Bewunderung zu bekunden. Aber ihre Menschen haben erst kürzlich den Zaun repariert, und jetzt kann Te nicht mehr nach Lust und Laune ihren Garten verlassen.

Vielleicht besser so, denn heute mit diesem ekligen Hustenbolschen, das Frauchen mir angelegt hat, brauche ich gar nicht erst versuchen, Eindruck auf andere Hunde zu machen. Die lachen mich doch aus, wenn ich in meiner Zitrus-Minze Wolke auftauche. Da bleibe ich lieber zuhause und sinniere darüber, warum sich in jedem Leid etwas Positives finden lässt. Wie zum Beispiel bei Tes erst vor kurzem reparierten Zaun, den ich bisher nämlich einfach nur ziemlich blöd fand ...

Fremdsprachen

Alles begann damit, dass Elisabeths Nachfolgerin, Ingemarie Glück, eines Abends beschloss, ein vollwertiges Mitglied unserer Familie zu werden. Jahre hatte sie damit verbracht, am Küchenfenster nach Essen zu betteln und mir als Jagdobjekt zu dienen. Dann, eines Abends, als Frauchen und ich zur letzten Runde Gassi aufbrachen, kam sie einfach mit. Den ganzen Weg. Hin und zurück. Sie hielt einen gebührenden Abstand von etwa einem Meter ein und ging brav die ganze Runde hinter uns her. Hin und wieder maunzte sie, als wolle sie uns etwas sagen, was ich aber damals noch nicht verstand.

Der nächste Schritt ihrer Annäherung war es, dass sie einfach nicht mehr vor mir weglief, wenn ich in den Garten kam und sie verscheuchen wollte. Sie blieb einfach sitzen. Das muss man sich mal vorstellen! Solch eine Menge Schneid! In meiner Achtung stieg sie ganz außerordentlich, obwohl ich mich aufgrund des entgangenen Jagdgefühls etwas frustriert fühlte.

Und dann kamen unsere ersten Kommunikationsversuche. Was für ein Desaster! In der Katzensprache heißt ein freundliches Hallo ja: Sich gegen den anderen reiben. Hilfe! Bloß weg hier! Dachte ich, als sie das bei mir versuchte. Wir Hunde dagegen beschnüffeln liebend gern den Po des zu Grüßenden, was wiederum Ingemarie nicht verstehen konnte und einen erschreckten Satz weg von mir tat. Am Anfang sind wir also vor unseren gegenseitigen, durchaus liebevoll gemeinten Begrüßungen geflohen.

Dann kam der Tag, als ich dieses Reiben an meinem Hals einfach einmal stocksteif über mich ergehen ließ. Was Ingemarie dazu veranlasste, ebenfalls stehen zu bleiben, als ich ihr Hinterteil beschnüffeln wollte.

Mittlerweile sind wir in unseren gegenseitigen Sprachstudien schon recht weit fortgeschritten, und ich habe beschlossen, diesen Sommer ganz intensiv die Katzensprache zu erlernen. Wer weiß, wozu das noch gut sein kann. Vielleicht erfahre ich dann ja auch gleichzeitig, wie man es fertigbringt, an Bäumen hochzulaufen. Wäre doch super! Wenn ich mir vorstelle, was für einen genialen Ausblick man von da oben haben muss, kann ich es gar nicht abwarten!

Ausschlag

Neulich Morgen habe ich einen ungeheueren Schreck bekommen, als ich mich am Waldrand mit Trufa und Dalma traf. Das tue ich fast jeden Morgen in aller Herrgottsfrühe, also das Treffen, nicht das Schreckkriegen. Von Montag bis Donnerstag spazieren Trufa, Dalma und ich eine Stunde lang durch den Wald. Gefolgt von Lola, Lola und Frauchen. Ja! Trufas Frauchen heißt genauso wie Dalmas Frauchen: Lola. Trufa ist eine katalanische Hirtenhündin, eine echte Draufgängerin. Und Dalma ist eine etwas verfressene Golden Retriever Dame. Deshalb dachte ich auch sofort: Ach du lieber Dog, was hat Dalma denn gefressen, dass sie einen solchen Aus-schlag am Hals hat? Da muss ihr aber irgendetwas gar nicht bekommen sein.

Zu Anfang hatte ich sogar richtig Angst vor ihr! So unnatürlich wie das aussah! Das ist ein ganz ein furchtbarer Auswuchs, den sie da mit sich herumschleppt. Und ziemlich unbequem scheint der mir auch zu sein. Jedenfalls kann Dalma sich mit diesem Auswuchs fast nirgendwo mehr lecken. Höchstens noch an ihre Vorderpfoten kommt sie mit ihrer Zunge ran. Und im freien Gelände ist diese Wucherung auch hinderlich. Dalma kommt ja kaum mehr auf den Boden mit ihrer Nase.

Den ganzen Spaziergang über habe ich vorsichtshalber Abstand von Dalma gehalten. Nicht, dass das was Ansteckendes ist. Und jetzt, nachdem wir schon ein paar Spaziergänge mit der verunstalteten Dalma hinter uns gebracht haben, habe ich nur eine Sorge: Hoffentlich wächst mir nicht auch mal so was am Hals! Ich muss nämlich gestehen, dass ich selbst auch gern esse, sehr gern sogar, um nicht zu sagen: zu gern! Nun habe ich mir bei Dalmas Anblick vorgenommen, in Zukunft etwas vorsichtiger sein bei der Auswahl der Dinge, die ich mir einverleibe. Denn mit solch einem gewaltigen Ausschlag ist sicher nicht zu spaßen!

Dalma sagt übrigens, ein Weißkittel hat ihr das eingebrockt. Typisch! Vor denen muss hund sich echt in acht nehmen.

Glaubensfrage

Gestern hatte ich viel Zeit zum Philosophieren, weil Frauchen mal wieder den Wischlappen durchs ganze Haus schwank. Menschen sind so merkwürdig: Immer wenn ein Raum gerade anfängt, wirklich interessant zu riechen, rücken sie mit Blümchenwasser an und übertünchen diesen Duft.

Frauchen hatte also nur wenig Zeit für das Gassigehen. So konnte ich meinen eigenen, tiefschürfenden Gedanken nachhängen, die ich euch nicht vorenthalten möchte.

Wer mein Buch bis hierher gelesen hat, weiß ja bereits, dass wir Hunde an den lieben Dog glauben. Für alle, die mein Buch gleich mit diesem Beitrag begonnen haben, hier eine ebenso kurze wie tadellose Beweisführung dafür, dass Gott ein Hund sein muss: Wie schreibt sich Hund auf Englisch? DOG! Und wie liest sich das von hinten, also von der weitaus interessanteren Seite aus betrachtet? GOD! Was ja nichts anderes als Gott auf Englisch bedeutet. Gott ist also ein Hund. Darüber sind sich auch alle Hunde einig.

Nun kommt es aber immer mal wieder zu harten Auseinandersetzungen zwischen uns Hunden darüber, ob der liebe Dog nun ein

Pudel, ein Pinscher oder ein Pekinese sei. Es gibt auch Fraktionen, die sehen den lieben Dog als Rottweiler, als Dobermann oder als Chihuahua. Ich persönlich bin ja mittlerweile zu der Ansicht gelangt, der liebe Dog müsse ein Schäferhund sein, von wegen guter Hirte und so.

Andere Hunde von dieser, meiner ureigensten Überzeugung überzeugen zu wollen, käme mir nie in den Sinn. Wozu auch? Sind wir uns doch im Prinzip (god ist gleich dog) alle einig.

Nun gibt es aber strenggläubige Hunde, die sich zum Missionieren berufen fühlen. Stell dir vor, dein Weg kreuzt sich beim Gassigehen mit dem eines Hundes, den du noch nie zuvor gesehen hast, und der, kaum dass er dein Hinterteil beschnüffelt hat (was ja ein freundliches Guten Tag in der Sprache der Caniden bedeutet) „Der liebe Dog ist ein Dackel!" sagt.

Obwohl du vielleicht selbst ein Dackel bist, sträuben sich dir dann doch die Nackenhaare, weil du ja daran glaubst, dass der liebe Dog ein deutscher Schäferhund ist.

Tja, und so kommt es dann immer wieder zu völlig unnötigen Auseinandersetzungen.

P.S. Neulich fiel mir ein tolles Buch von Seth Casteel in die Pfoten: „Hunde unter Wasser". Da habe ich doch tatsächlich eine Abbildung drin gesehen, also, ich sage euch: Meine Überzeugung, von wegen Schäferhund und so, geriet da doch sehr ins Wanken, denn das könnte der liebe Dog gewesen sein, inklusive Heiligenschein – obwohl er den nicht über dem Kopf trug sondern im Maul... Müsst ihr euch bei Gelegenheit unbedingt einmal angucken.

Sein oder nicht sein

Es ist Mitte August, zwei Drittel vom Sommer sind schon vorbei, aber mit meinen Sprachstudien mit Ingemarie bin ich nicht sehr viel weiter gekommen. Das heißt Begrüßungen kann ich mittlerweile im Schlaf. Ich habe sogar Albträume von ganzen Katzenrudeln, die sich an meinem Hals reiben wollen, aber was das Hochlaufen an Bäumen betrifft, hüllt Ingemarie Glück sich in Schweigen. Diesem Geheimnis bin ich keinen Deut näher gekommen. Also wird es wohl nichts werden mit meinem Traum, im Herbst aus luftiger Höhe Frauchens Blätterjagd im Garten zu beobachten. Deshalb hatte ich eigentlich beschlossen, meine Zeit nicht länger mit dem Studium der Katzensprache zu vergeuden. Es gibt Besseres zu tun, dachte ich.

Zum Beispiel hat mir Frauchen von einem Hund berichtet, der sich seinen Lebensunterhalt als Hirte verdient. Das ist ja nichts Besonderes, werdet ihr denken, aber dieser Hund hütet nicht etwa Schafe oder Kühe sondern echte wilde Stiere! Dabei ist er nicht größer als ich, also von der Höhe der Beine mal abgesehen. Und er hütet die wilden Stiere nicht nur, er treibt sie sogar dreimal wöchentlich vor sich her, damit die

Bullen schön viel Muskelmasse aufbauen. Und die mächtigen Stiere laufen doch tatsächlich vor ihm davon, wie Hasen vor einem Fuchs.

Was das für einen Spaß machen muss! Mein Herz schlägt ja schon höher, wenn Ingemarie sich doch noch hin und wieder dazu bequemt vor mit wegzulaufen. Ich weiß zwar, dass sie nicht wirklich Angst vor mir hat, sonst käme sie ja nicht jeden Morgen an und wollte sich an mir reiben, aber das Jagdfieber wird bei mir trotzdem geweckt. Da spüre ich jeden Tropfen Blut durch meine Adern fließen! Fast möchte ich auch so ein heldenhafter Stiertreiber werden.

Fast, denn Frauchen hat auch erzählt, dass sie selbst von einem wilden Stier umgelaufen wurde. Und ich sage euch: dieser blaue Fleck in Form eines Hornes an ihrem Bauch sah gar nicht gut aus. Hätte sie in dem Moment nicht so eine feste, dicke Jacke getragen, hätte der Zusammenprall ganz schön böse enden können.

Weshalb sich in mir leise Zweifel regen, ob das mit dem Erlernen des Stiertreibens wirklich so eine gute Idee ist. Gefährlich scheint es allemal zu sein. Und einer meiner Grundsätze lautet ja: Lieber ein lebendiger Feigling als ein toter Held! Ich könnte es auch literarischer ausdrücken: Sein oder nicht sein. Damit bin ich bislang sehr gut durchgekommen, während zahlreiche Helden auf der Strecke blieben. Ich denke da zum Beispiel an die entfernten Vettern und Basen, die im Wald von den Stoßzähnen eines Keilers aufgeschlitzt wurden. Selbst wenn einige wieder zusammengeflickt werden konnten, das möchte ich lieber nicht erleben!

Also, genau betrachtet, werde ich wohl doch noch mal genauer überlegen müssen, was ich demnächst lernen möchte, und ob ich vielleicht sogar Ingemarie eine weitere Chance gebe und doch noch Kätzisch für Fortgeschrittene bei ihr belege ...

Poesie

Menschen verplempern ihre Zeit mit den merkwürdigsten Dingen. Vor allem, wenn sie sich in dieser schwierigen Lebensphase befinden, die bei uns Hunden mit etwa acht Monaten beginnt und bei den Menschen nach dem ersten Nullen. Dann nämlich, wenn Hund wie Mensch alles bisher Erlernte nur all zu gern in Frage stellt.

Vor allem weibliche Jungmenschen tauschen dann Bücher untereinander aus, in denen nichts steht. Also zunächst nicht. Jeder, der es bekommt, muss da irgend etwas selbst reinschreiben. Merkwürdige Bücher. Meistens werden dämliche Ratschläge da hineingeschrieben, die kein Hund jemals befolgen wollte. „Sei wie das Veilchen im Moose", zum Beispiel. Igitt! Wer möchte denn so süßlich stinken? Dann doch lieber: „Sei wie der Maulwurf im Moose, rottend, verwesend und faul!" Das wäre ein Geruch ganz nach meinem Geschmack. Näheres dazu könnt ihr übrigens unter „Eau de Tope" nachlesen, was ja mein absolut favorisiertes Lieblingsparfüm ist.

Doch ich will mich nicht lange mit Duftnoten aufhalten, es geht ja um Poesie. Das Wichtigste an diesen merkwürdigen Ratschlägen, die sich die Menschen schreiben, ist es, dass sie sich reimen. Menschen können ganze Tage und Wochen damit verbringen, einfachste Warnungen wie zum Beispiel „Nimm dir bloß nicht zu viel von meinem Geburtstagskuchen!" in komplizierte Gedichtformen zu fassen. Da faseln sie dann über Seiten von Bescheidenheit, Zierde und Ichweißnichtwasnochalles, statt einmal kurz zu Knurren, wie es das ein Hund tun würde.

Blumige Worte nennen sie dieses Geschwafel, weil meistens Rosen, Vergissmeinicht und die schon erwähnten Veilchen darin vorkommen.

Nicht, dass wir Hunde nicht in der Lage wären, in Reimen zu denken, den Beweis dazu werde ich gleich noch antreten, wir wollen es nur einfach nicht! Es hält unnötig auf!

Frauchen zum Beispiel verbringt Stunden damit, Gedichte auswendig zu lernen. Je mehr sie kann, umso länger dauert am nächsten Tag das Aufsagen sämtlicher Verse. Angeblich ist das gut für ihr Hirn, das behauptet sie jedenfalls immer wieder, wenn sie mit anderen Menschen darüber spricht. Neulich hat sie einen ganz bescheuerten Vers zum Besten gegeben, einen mit einem Huhn drin.

Da war ich so beleidigt, dass ich sofort einen anderen, viel besseren Vers verfasst habe, den ich euch nicht vorenthalten möchte:

„Ich wollt ich wär ein Hund!
Dann wär das Leben rund!
Ich pinkelte an jeden Strauch,
Und sonntags tät ich's auch!"

Weihnachtsgeschichte

Irgendwie sind die Menschen in ihrer Weltanschaung doch etwas beschränkt. Man nehme nur einmal die Weihnachtsgeschichte. Die erzählen sie völlig falsch, nämlich so: „Es begab sich aber zu der Zeit, dass ein Gebot von dem Kaiser Augustus ausging, dass alle Welt geschätzt würde. Und diese Schätzung war die Allererste und geschah zur Zeit, da Quirinius Statthalter in Syrien war. Und jedermann ging, dass er sich schätzen ließe, ein jeder in seine Stadt ..."

Dabei weiß doch jeder Welpe, dass die richtige Fassung wie folgt lautet: „Es begab sich aber zu der Zeit, dass ein Gebot von dem Kaiser McAllister ausging, dass alle Welt gechipt würde. Und diese Chipung war die Allererste und geschah zu der Zeit, als Mertens Statthalter in Gronau war. Und jedermann ging, dass er sich chipen ließe, ein jeder zu seinem Tierarzt..." Ich will die hier nicht weitererzählen, ist sie doch wirklich jedem Hund bekannt!

Aber können die Menschen sie so nehmen, wie sie ist? Nein! Die müssen sich mal wieder in den Vordergrund drängen und sie so abwandeln, dass am Ende der liebe DOG im Himmel einen Menschensohn bekommt. Wo gibt es denn so was? Warum sollte sich der liebe DOG wohl ausgerechnet einen Menschen ausgesucht haben? Wo es doch unter uns Hunden so viel mehr Vielfalt gibt! Ich bin ja ehrlich gesagt davon überzeugt, dass DOGs Sohn auf Erden ein Dackel ist, vielleicht nicht gerade ein Zwergdackel, so wie ich, eher schon ein Normalschlag; ich könnte mich aber auch mit der Vorstellung anfreunden, dass es ein anderer Vertreter meiner Art ist. Ein Dobermann vielleicht oder ein Riesenpudel. Aber ein Mensch? Also nee, wirklich nicht!

Die Menschen sind trotzdem felsenfest davon überzeugt, dass der liebe DOG einen von ihnen auserwählt hat, und deshalb habe ich mir hier vorgenommen, auch wenn das meinem Frauchen weh tun wird, denn sie glaubt noch an ihre Version der Weihnachtsgeschichte und trällert sie in unendlich vielen Variationen seit Tagen vor sich hin, diesen Irrglauben hier, auch wenn ich mich wiederhole, ein für alle Mal aus der Welt zu schaffen:

Es entbehrt doch jeder Logik, dass der liebe DOG im Himmel sich ausgerechnet einen Menschen ausgesucht haben soll. Denn: DOG=GOD!

Glück

Menschen sind doch so ziemlich das Merkwürdigste, was unter der Sonne wandelt. Nur ganz wenige von ihnen verstehen sich aufs Glücklichsein. Ich glaube, das kommt daher, dass sie sich mit ihren Gedanken so selten in der Gegenwart befinden. Viele bedauern zum Beispiel die Vergangenheit, und die, die das nicht tun, bedauern doch wenigstens, dass das Vergangene schon vorbei ist. Menschen sind der Auffassung: Es gibt immer etwas zu bedauern. Und wenn es nichts zu bedauern gibt, dann gibt es etwas, um das man sich sorgen kann. Die Zukunft zum Beispiel. Das Jetzt rauscht dabei an ihnen vorbei und sie bemerken gar nicht, wie mit dem Jetzt auch ihre Lebenszeit verrinnt.

Nun haben Hunde im Vergleich zu Menschen ja eine äußerst kurze Lebenserwartung. Über zwanzig wird kaum einer von uns. Vielleicht verstehen wir uns deshalb besser darauf, das Leben zu genießen? Liege ich zum Beispiel mit vollem Bauch in meinem warmen Körbchen, dann ist das die Glückseligkeit auf Erden. Wunschlos glücklich bin ich dann. Wenn ich zu all diesem Glück gleichzeitig Frauchens Nähe spüre, dann wird mein Herz ganz weit, und ich schwebe auf Wolken. Oder ich sehe wie Frauchen sich ihre Bergstiefel an und eine Jacke überzieht, dann bin ich mit einem Satz bei ihr und mein Schwänzchen geht im Turbogang. Denn Bergstiefel und Jacke sind untrügliche Zeichen dafür, dass wir zusammen Gassi gehen werden. In solch einem Moment denke ich nur an das große Glück eines Spaziergangs.

Nun behaupten Schlaumeier, wir Hunde würden nur deshalb den Moment so sehr lieben, weil wir Ignoranten sind und nichts von Vergangenheit oder Zukunft verstehen. Die Ignoranten sind doch wohl diese Schlaumeier. Denn wer Vorratshaltung in Form von Knochen verbuddeln betreibt, weiß ja wohl, was Zukunft ist. Und wer sich auch Monate später noch an einen Geruch erinnert, den er nur einmal zuvor erschnuppert hat, erinnert sich sehr wohl an Vergangenes!

Doch ich will mich hier gar nicht in Vergleichen verlieren. Weiß ja so wie so jeder Hund, dass wir da besser abschneiden würden. Eigentlich will ich nur eins sagen, und damit es sich besser einprägt, habe ich es sogar in Versform verfasst:

Das wahre Glück das ist doch auch
Ein trocknes Plätzchen und ein voller Bauch!

Mathematik

Die genialsten Ideen kommen oft völlig überraschend, wenn man gar nicht damit rechnet einen großartigen Gedanken zu produzieren. So war das bei mir mit der Beweisführung, den lieben Dog im Himmel betreffend, die ich schon einige Male genannt habe. Aber wie kam ich darauf? Dieses Geheimnis will ich hier lüften.

Eines Nachmittags döste ich so vor mich hin, und statt wie die Menschen das tun, Schafe zu zählen, um einzuschlafen, beschäftigte ich mich mit Gleichungen. Es fing ganz simpel an. 1=1 dachte ich und a=a. Dann steigerte ich den Schwierigkeitsgrad etwas. ab=ba dachte ich. Tja und von da zu der grandiosen Gleichung dog=god war es dann nur ein Welpensprung.

Mathematik ist ja eng verbunden mit Philosophie, jedenfalls für geistig höher entwickelte Lebewesen, wie wir Hunde es sind. Menschen dagegen halten sich starr an feste Regeln, auch auf dem Gebiet der Mathematik. Genauso wie sie darauf bestehen, dass wir Hunde zu ihnen kommen, haben sie den Befehl einmal ausgesprochen, auch wenn sich die Situation in der Zwischenzeit völlig geändert hat, und es viel weiser wäre, uns nicht zurückzurufen, halten sie zum Beispiel auch daran daran fest, dass vier mal zwei immer acht ist. Sie lassen keine Ausnahmen zu. Vermutlich macht das Verlassen der eng gesteckten Regeln ihnen Angst oder es übersteigt ganz einfach ihr Vorstellungsvermögen.

Wir Hunde sind wahre Freigeister, nicht nur die Mathematik betreffend. Sehe ich zum Beispiel vier mal zwei Mäuse, dann muss das nicht bedeuten, dass ich acht Mäuse gesehen habe. Es könnten von denselben zwei Mäusen, die ich vier mal sehe bis hin zu acht Mäusen alle möglichen Ergebnisse herauskommen. Angenommen nur ein einziges Mal ist eine der zwei Mäuse tatsächlich eine Neue, die ich noch nicht gesehen habe, dann habe ich insgesamt also drei Mäuse gesehen. Oder nur eine einzige Maus kommt zweimal, dann hätte ich sieben verschiedene Mäuse gesehen. Vier mal zwei kann also zwei, drei, vier, fünf, sechs, sieben oder acht als Ergebnis haben.

Das ist philosophische Mathematik, wie wir Hunde sie lieben.

Bestimmung oder
Das Schweinsöhrchenbäumchen

Der Frühling ist da! Überall sprießt und knospst es, lindgrüner Schimmer liegt über den Bäumen, Triebe schießen rot- und grünlich aus dem Erdreich, vorwitzige Blüten öffnen sich sogar schon, nur mein Schweinsöhrchenbaum zeigt keinerlei Regung. Dabei habe ich ihn sorgfältigst im Vorgarten meiner Menschenoma, in Betheln, gesetzt und sogar mit ein paar warmen Spritzern nicht nur angegossen sondern gleichzeitig gedüngt. Trotzdem bricht da nichts aus der dunkelbraunen Erde.

Auch mein Schinkenknochenbaum hier in unserem Garten in Miraflores will einfach nicht wachsen.

Ich hatte mir das so schön vorgestellt und alles genau bei Frauchen abgeguckt: Erst das Loch buddeln, dann kommt die Saat in die Erde, dann wird verscharrt und letztendlich wird über die Stelle etwas Flüssigkeit gegeben.

Aus den Apfelkernen, die Frauchen so im Herbst in einen Topf setzte, sind längst kleine Apfelbäume geworden. Drei Zentimeter hoch stehen die schon. Aber da, wo mein Schinkenknochen verbuddelt ist, tut sich nichts. Und auch in Omas Vorgarten will der Schweinsöhrchenbaum einfach nicht wachsen, sagte sie jedenfalls gestern am Telefon. Da sprießt rein gar nichts.

Was für eine Enttäuschung! Stellt euch vor, mein Experiment hätte geklappt, dann hätte ich im Herbst Schweinsöhrchen und Schinkenknochen ernten können! So aber muss wohl wieder ein Schwein dran glauben, damit ich getrocknete Ohren knabbern kann. Wir Hunde sind einfach keine Gärtner, uns fehlt die grüne Kralle. Wir sind Jäger. Das ist unsere Bestimmung. Und seiner Bestimmung kann man wohl nicht entgehen.

Hund muss sie tapfer annehmen und das Beste draus machen. Deshalb düse ich jetzt gleich mal in den Garten und übe für die große Schweinejagd im Herbst.

Das Scheinsöhrchenbäumchen
Teil II

Eigentlich hört man ja nur Gutes vom Federvieh, was die Verbreitung von Pflanzen betrifft. Nehmt zum Beispiel die Sonnenblumensamen, die sie sich im Winter am Futterhäuschen holen. Da fällt schon mal einem unachtsamen Vogel ein Kern runter, im Frühling keimt der dann, eine Sonnenblume wächst, und ganz viele neue Sonnenblumenkerne kommen auf die Welt, von denen einige dann wieder im Winter im Futterhäuschen liegen: Ein ewiger Kreislauf!
So in etwa hatte ich das ja auch für mein Schweinsöhrchen geplant. Ich hatte es, in der Hoffnung, einmal ganz viele Schweinsöhrchen ernten zu können, im Vorgarten meiner Menschenomi verbuddelt. Es wollte aber nichts keimen. Immer wieder ließ ich über Frauchen bei Omi Grüße von ihrem liebsten (und einzigen) Enkelhund ausrichten und Erkundigungen über das Gedeihen meines Schweinsöhrchenbaumes einziehen. Was soll ich viel erzählen, die traurige Wahrheit ist: Es gab nie etwas zu berichten.
Dort, wo ich die Saat im Herbst sorgfältigst in ihr irdenes Bett gelegt hatte, wollte einfach nichts sprießen.

Seit ein paar Tagen weiß ich nun auch warum! Ich bin vielleicht sauer! Meine ganze Arbeit wurde von einem Vogel zu Nichte gemacht! Da hat doch tatsächlich so ein Ferdervieh - ich tippe auf ein Amselhähnchen - mein Schweinsöhrchen aus dem Erdreich gezogen, und es, wahrscheinlich nachdem es einsah, dass es viel zu groß für seinen Schnabel ist, auf einem Busch abgelegt.

Omi schickte sogar ein Beweisfoto, das ich mir angucken konnte.

Manieren

Wir Hunde sind einfach die besser Erzogenen, das muss ich hier einmal manifestieren! Menschen vergessen schnell ihre guten Manieren. Begegnen sie sich zum Beispiel in einer Stadt, begrüßen sie sich nicht untereinander, also wenn sie sich nicht kennen. Auf dem Land wird dagegen jeder gegrüßt, gleichgültig des Bekanntheitgrades. Selbst wenn der gleich null ist, wird zumindest ein „Tach" in die Richtung des anderen gebellt.

Jede Menge Rituale haben die Menschen für Begrüßungen untereinander entwickelt: Die verschiedensten Laute bellen sie sich zu, manchmal klopfen sie sich auch auf die Schulter, oder sie hauchen Schmatzer in die Luft ganz nah am Gesicht des anderen. Aber in der Stadt laufen sie an ihresgleichen vorbei und tun so, als würden sie die anderen Menschen gar nicht sehen.

So unhöflich würden wir Hunde uns nie verhalten! Egal ob wir einem einzelnen oder einem ganzen Rudel begegnen, da muss jeder beschnüffelt werden. Und dabei ist es auch völlig gleichgültig, ob sich unsere Wege in der Stadt oder auf dem Land kreuzen. Gegrüßt wird immer!

Wie genau so ein anständiges „Hallo!" unter Caniden auszusehen hat, ist unter Begrüßungen nachzulesen. Vielleicht möchte ja doch der ein oder andere geneigte Leser unsere Sprache erlernen.

So schwer ist sie nicht, man muss nur ganz genau hinsehen.

Fußball

Hach, was bin ich heute aufgedreht und was fühle ich mich geschmeichelt! Stellt euch vor: Endlich haben die Menschen zugegeben, von wem sie sich das Fußballspielen abgeguckt haben, von uns Hunden nämlich! (Warum sonst sollte es bei einer so handlastigen Art so eine Regel wie Handspiel verboten geben?) Und bei wem von Abermillionen von Hunden bedanken sie sich dafür persönlich, dass wir ihnen gezeigt haben, wie man am besten einem Ball hinterherrennt, wie man ihn elegant mit den Pfoten annimmt und gekonnt wieder abspielt? Ratet mal!

Genau! Exakt! Ganz richtig! Bei mir, Alfred!

Eben habe ich es im Vorbeifahren gesehen. Ganz dick und fett steht es am Bernabeu Stadion in Madrid: Gracias Alfredo! Danke Alfred!

Mein Herz tat einen richtigen Hüpfer vor Freude, als ich das gigantische Dankesschreiben entdeckte.

Wie die nur ausgerechnet auf mich gekommen sein mögen? Vielleicht durch Xabi Alonso, einem unserer Nachbarn in Miraflores. Hat der vielleicht in der Umkleidekabine ausgeplaudert, wie gut ich dem Ball in unserem Garten hinterherjage? Leider ist der ja jetzt nach München gezogen, dabei hatte ich ihm noch beibringen wollen, wie man den Ball am geschicktesten mit dem Maul auffängt.

Das wäre mal ein genialer Coup gewesen, wenn er diese Technik noch rasch von mir übernommen hätte ...

Die Revolution des menschlichen Fußballspiels wäre das gewesen!

Sherpa

Frauchen hat ein neues Hobby: Sie sammelt Pilze. Das geht hier in unseren Bergen so gut, dass man sich vorsehen muss, nicht über Körbe oder gebückte Sammler zu stolpern, wenn man unter Fichten und Pinien umherstreift. Dreimal waren wir schon unterwegs, jedesmal kamen wir mit einem Korb voller Steinpilze zurück. Ich persönlich habe es ja nicht so mit dem Sammeln, schließlich bin ich ein Hund und wir Hunde sind Jäger. Aber begleiten muss ich Frauchen selbstverständlich. Sonst verliert sie sich womöglich noch in den Bergen. Menschen haben ja ein so verkümmertes Riechorgan, dass sie nicht einmal ihre eigene Fährte erschnuppern könnten, um auf ihr zurück nach Hause zu finden.

Pilze sammeln ist ein ziemlich langweiliges Hobby. Erstens esse ich keine Pilze und zweitens schleicht man dabei im Schneckentempo durch den Wald. Viel lieber würde ich dem Wild hinterherjagen, dessen Duftmarken nur so um mich schwirren, aber ich kann Frauchen ja nicht allein lassen. Als Hund ist es meine Pflicht an ihrer Seite zu bleiben. Deshalb fange ich dann irgendwann - so nach gefühlten 35 Stunden - an zu quengeln. Da ich Frauchen gut erzogen habe, hat sie immer Leckerlies für mich dabei, davon fällt meistens schon beim dritten Quengler etwas ab. Lecker! Luftgetrocknete Fleischstreifen!

Aber selbst die leckersten Leckerlies reichen irgendwann nicht mehr. Mir ist langweilig, und kalt ist mir auch.

Es ist Herbst, wir befinden uns auf 1.600 Meter Höhe, es ist düster und feucht, denn genau das lieben die doofen Pilze. Also muss ich mein Gequengel steigern bis Frauchen ein Einsehen hat und mich in den warmen Rucksack setzt, in dem sie mich dann über Stock und Stein trägt: Meine ganz persönliche Sherpa.

Unser Song für Österreich

Kürzlich habe ich einen Aufruf gehört, sich bei Unser Song für Österreich zu bewerben. Sofort dachte ich: Alfred, das ist was für dich! Schließlich sind meine Jaulkonzerte in der Nachbarschaft legendär. Kaum ein Hund, der nicht sofort einfällt, wenn ich zum Beispiel „Ahhuhuhuhuuuuh!" anstimme; auch „Uauhuauh!!" ist sehr beliebt, da heult sogar meine angebetete Te mit, eine sonst eher zur Zurückhaltung neigende Pointerdame. Und bei „wuff, wuff, wuff" hält es absolut niemand mehr im Körbchen, da versuchen wirklich alle, einzustimmen oder zumindest doch den Takt mitzuwedeln.

Ein Platz ganz oben wartete also auf mich, war ich mir sicher. Schnell überzeugte ich Frauchen durch intensivsten Blickkontakt, mich beim eurvision contest anzumelden. Das Formular dafür kann sich jeder im Internet runterladen. Wurde zumindest versprochen.

Was soll ich lange drumrumreden: Schon beim Geburtsjahr klappte es nicht mehr mit meinen Daten. Die jüngsten Bewerber müssen 1997 geboren worden sein! Vor 17, 18 Jahren! Ja, wie? Wollen die nur Scheintote auf der Bühne stehen haben? Welcher Hund schafft es denn bis in dieses biblische Alter?

Irgendwann dämmerte es mir dann, dass die Menschen bei dem Aufruf wieder einmal nur an sich selbst gedacht hatten. Sie sind ja doch eine sehr egozentrische Art. Wissen gar nicht, was ihnen entgeht, wenn sie alle anderen Lebewesen von ihrem blöden Contest ausschließen. Als ob nur Menschen Stimme hätten - pah!

Über Alfred

Alfred vom Hexenkessel wurde 2008 in Wiesenburg, Brandenburg, geboren. Seine ersten Monate verbrachte er als kleiner Hahn im Korb – obwohl er diesen Vergleich mit Federvieh selbstverständlich weit von sich weist – zusammen mit seiner Mutter und vielen Dackeltanten bei den Menschen Conni und Romy.

Mit fünf Monaten schenkte er sein Herz der Autorin Angelika Stucke, die ihn mit zu sich nach Hause nahm.

Es war Alfreds erste lange Reise, die er heldenhaft meisterte: Den Flug nach Madrid verschlief er ganz ohne Beruhigungsmittel in einer Transportbox zu Füßen seiner neuen Menschenmama. Seither lebt er in dem Bergdorf Miraflores de la Sierra, mitten in Spanien. Er begleitet Angelika eigentlich immer. Sogar zur Arbeit, wobei er auch schon Bühnenerfahrung gesammelt hat. Während einer Lesereise in Bayern begeisterte Alfred das Publikum mit seinem Grunzeschweinchen aus Gummi so sehr, dass er beinahe ein eigenes Engagement erhalten hätte.

Damals keimte in ihm der Entschluss, seinem Frauchen mit einer eigenen Buch Konkurrenz zu machen. Natürlich tippt sie für ihn alles, was er ihr diktiert. Die beiden verstehen sich auch ohne Worte.

Überhaupt ist sein Frauchen sehr gehorsam, und er konnte ihr schon viele Kunststücke beibringen. So zum Beispiel alles, was er sagen will, von seinen hübschen braunen Augen abzulesen. Es gibt Blicke, die bedeuten: Keinen Schritt tu ich mehr! Nimm mich auf den Arm! Andere sagen: Hm, lecker! Da will ich was von ab haben!

Leider ist sein Frauchen manchmal etwas rebellisch und gehorcht nicht immer allen seinen Befehlen, aber mit der Zeit wird sich das wohl noch legen. Sie ist eben nur ein Mensch, und Menschen sind merkwürdig! Das Erlernen artfremder Sprachen kostet sie eine große Anstrengung, wahrscheinlich weil sie selbst so komplizierte und so unnötig viele Lautsprachen entwickelt haben. Damit ist ihr Hirn etwas überlastet.

Nicht alle Lebewesen können so mühelos zwischen den Welten wandern wie Hunde, allen voran Zwergdackel.

Über Angelika

Angelika Stucke wurde 1960 in Eddinghausen, Niedersachsen geboren. Ihre ersten Jahre verbrachte sie als Kücken – sie weist diesen Vergleich mit Federvieh ebenfalls weit von sich – in ihrer Kleinfamilie in dem idyllischen niedersächsischen Dörfchen. Mit 18 Jahren zog es sie in die weite Welt. Sie studierte Sozialwesen in Kassel, arbeitete mit Jugendlichen und Asylbewerbern in Leverkusen, berichtete aus Kalifornien für eine große, deutsche Fernsehzeitschrift über die Stars aus Hollywood und lebt seit 1987 als freie Autorin in Spanien.

Sie arbeitet für deutsche und spanische Printmedien und für die ARD.

Seit 2005 schreibt und veröffentlicht sie auch Kurzgeschichten und Romane.

Mit 48 verlor sie ihr Herz an den Zwergdackel Alfred vom Hexenkessel und nahm ihn mit zu sich nach Hause. Seither bemüht sie sich, ihm viele Befehle beizubringen, ist sich aber bewusst, dass er sie besser und schneller erzieht als sie ihn.

Vorschau

Angelika Stucke: Der feuchte Fleck
Und andere Geschichten aus der niedersächsischen Provinz:

Sonnabend Morgen, während Renate Retzlaff noch mit den letzten Handgriffen ihrer in der Regel anderthalb Stunden dauernden Morgentoilette beschäftigt war, klingelte es unerwarteter Weise Sturm an ihrer Haustür. Es klingelte auf so eindringliche und ausdauernde Weise, dass Renate Retzlaff nichts anderes übrig blieb, als zur Haustür zu schlurfen und ein scheues "Wer da?" zu hauchen.

"Der Klempner!", schallte es ihr durch die Ritzen ihrer mit den Jahren verblichenen Holztür entgegen. Fiede Kleinhuth, der ortsansässige Handwerksmeister, heute Klempner, morgen Maurer, war ganz im Gegensatz zu der Annahme, zu welcher man aufgrund seines Nachnamens vielleicht gelangen könnte, ein Mann von stattlichem Körperbau und noch beachtlicherem Brustumfang. Es war daher nicht überraschend, dass Renate Retzlaff wie Espenlaub zitterte, als sie sich durch die zahlreichen Schlösser und Ketten gearbeitet hatte, die ihre Eingangstüre zierten.

"Ich wurde, wenn ich mich nicht täusche, gerufen." Mit dieser knappen, durchaus präzisen und auf's Erste auch nicht von der Hand zu weisenden Erklärung zwängte sich Fiede Kleinhuth an der immer noch zitternden Renate vorbei, durch den Flur hindurch und in die gute Stube, wo er sich sogleich - der Tradition huldigend - ein, zwei Korn einschenkte und zu Gemüte führte. Denn, so wollte es der Brauch, kein Handwerksmeister, der etwas auf sich hielt, würde in Elljehusen auf nüchternen Magen Staub aufwirbeln. Soeben wollte Fiede Kleinhuth bei geschlossenen Augen seinen dritten Korn munden, als ihn ein dahin gehauchtes "Von wem?" dabei unterbrach.

Renate Retzlaff, sie hatte mittlerweile auch die gute Stube erreicht, baute sich mit spitz hervor gestreckter Hühnerbrust und krampfhaft an dem abgegriffenen Kragen ihres bunt geblümten Morgenmantels nestelnd vor Fiede auf. Ihr ebenfalls spitzes Kinn, an dem drei dunkle Haare der unterbrochenen Morgentoilette entgangen waren, hielt sie dabei wie einen Dolch nach oben gestreckt, sozusagen als Schutz, vor sich hin.

Hustend, denn ein Tropfen des belebenden Elixiers war ihm in die falsche Röhre gekommen, stellte Fiede Kleinhuth das Schnapsgläschen ab und sprach: "Du selbst, Renate Retzlaff, warst es, die mich rief."

Bei diesen Worten dämmerte etwas in Renates Hirn, und sie erinnerte sich schwach, wie sie vor Jahren den Weg zu Fiede Kleinhuths Werkstätte gefunden hatte, angetrieben von einem feuchten Fleck, welcher sich an einer ihrer Schlafzimmerwände breit zu machen anschickte. Eben jener feuchte Fleck hatte über die Wochen und Monate immer stattlichere Ausmaße angenommen und sogar vor etwas über einem Jahr den ersten Schimmelpilzbefall gezeigt. Jene sanfte, durch und durch friedliche Schimmelpilzkultur, die Renate Retzlaff zu Beginn mit Ajax, Ata und ähnlichen Scheuermitteln bekämpft hatte, war ihr mittlerweile so vertraut geworden, ja beinahe ans Herz gewachsen, dass sie in ihrem Haushalt eine ähnliche Stellung einnahm, wie etwa ihr Usambaraveilchen. Es soll sogar schon vorgekommen sein, dass Renate in Augenblicken des Sich-völlig-unbeobachtet-Fühlens das Wort an jene Pilzkultur gerichtet hatte, und sie zärtlich Hilde nannte.

"Du selbst, Renate Retzlaff, warst es, die um meine Hilfe bat", stellte Fiede Kleinhuth erneut klar und riss sein Gegenüber damit aus ihren Erinnerungen. "Wo ist der Fleck?" brummte er noch hinterher, während er bereits hier ein Bild von der Wand nahm, dort eine Gardine beiseite zog, alles, man hätte es nicht anders vermutet, auf der Suche nach dem feuchten Fleck.

Seine Bemühungen hatten ihn bereits in gefährliche Nähe des Schlafzimmers gebracht, als Renate ihm erneut aufs Äußerste erregt – diesmal aus Sorge um Hilde - den Weg versperrte und mit erstickender Stimme hervorbrachte: "Ich brauche, Fiede Kleinhuth, deine Dienste nicht."

Erstaunt hielt der mehrfache Handwerksmeister in seinen Erkundungen inne, richtete den durchdringenden Blick seiner eisblauen Augen auf das zitternde Dämchen, kratzte sich nachdenklich am Kopf, sprach einige Sätze zur Lage der Nation im allgemeinen und des ehrbaren Handwerks im besonderen und schob Renate kurzerhand beiseite. "Ein Fleck", so stellte er noch fest", verschwindet nicht von allein."

Seine kurzen aber kräftigen Finger drückten die Klinke der Schlafzimmertür nach unten, stießen letztere auf, und vor seinen ungläubigen Augen breitete sich eine Schimmelpilzkultur aus, die alles von ihm bislang Gesehene in den Schatten stellte. Hilde hatte sich unter der Pflege und dem guten Zuspruch ihrer Besitzerin zu einem Prachtexemplar ihrer Gattung entwickelt. In dem muffigen, aus Sorge um Hilde seit mehreren Monaten nicht mehr gelüfteten Raum, erstrahlten ihre Ausläufer in beeindruckendem Graugrün, ja, Renate Retzlaff hatte sogar ein Transistorradio in das düstere Zimmer gestellt, denn in einer interessanten Abhandlung der Haus und Garten Seiten der Elljehusener Neusten Nachrichten hatte sie erfahren, dass Pflanzen zum besseren Wachstum klassische Musik brauchen.

Aus eben jenem Transistorgerät erklangen die letzten Takte einer dramatischen Symphonie, als Fiede Kleinhuth, sich dem Erstickungstode nahe sehend, unter der Last des soeben Gesehenen, vor allem jedoch Gerochenem, mit lautem Rumps zu Boden ging.

Erst die Wiederbelebungsversuche in Form einer über seinen Kopf entleerten Kanne kalten Wassers brachten ihn wieder in die beklemmende Wirklichkeit zurück.

So schnell es seine Beleibtheit zuließ, war er auf den Beinen, strich sich die nassen Spaghettihaare aus der Stirn und über die schon arg gelichtete Schädeldecke, stierte abwechselnd auf Renates spitzes Kinn und die tropfende Kanne und sprach noch immer unter dem Eindruck des beinahe völlig mit Schimmelpilz ausgekleideten Schlafzimmers: "Der Fleck, Renate Retzlaff, muss weg!

Schnell war im Röhrenden Hirschen eine Versammlung einberufen. Unter dem Vorsitz des Bürgermeisters, Knut Tworke, wurde zunächst das Wort an den örtlichen mehrfachen Handwerksmeister erteilt, der hier in seiner Funktion als Kammerjäger auftrat.

Fiede Kleinhuth schilderte die Pracht des Schimmelpilzbefalls so eindrucksvoll, so erschreckend, dass manche Zuhörer ein "Oh!" oder "Ah!" nicht unterdrücken mochten. Er malte die ganze Palette vorstellbarer Grau- und Grüntöne, vergaß auch nicht, das Transistorradio zu erwähnen und endete seinen Vortrag mit der Anschuldigung, Renate Retzlaff habe vor, den ganzen Ort mit einer Schimmelpilzkultur zu überziehen, und dass dieser Gefahr schnellstens Einhalt zu gebieten sei.

Nach diesem erschöpfenden Diskurs griff Knut Tworke zu dem silbernen Glöckchen, welches sein Ältester, Hinnerk Tworke, eigens zu diesem Zweck herbeigetragen hatte, hielt es sanft zwischen Daumen und Zeigefinger seiner linken Hand, da seine rechte in Folge eines Unfalls an der Häckselmaschine unbrauchbar, um nicht zu sagen kaum mehr vorhanden war, schwenkte das Glöckchen also leicht auf und ab und produzierte so ein befreiendes, hell klingendes Bimmeln.

Befreiend, weil sogleich alle anwesenden Elljehuser von ihren Sitzen aufsprangen und an die vertraute, aus dunklem Eichenholz gezimmerte Theke drangen. Hier, über lüttjen Lagen und Lockstedter, tauschten sie ihre Meinungen aus, bedrängten Fiede Kleinhuth mit allerlei Fragen, mutmaßten über die wahren Hintergründe, zweifelten, erwogen und verstießen, wurden dabei immer lauter und ausgelassener, so dass Knut Tworke sich veranlasst sah, erneut das silberne Glöckchen zu schwenken.

Das Wort hatte Renate Retzlaff. Weit holte sie aus in ihrem Monolog. Begann mit jener sturmgepeitschten Winternacht, als die eisigen Klauen des Nordwindes an ihrer Regenrinne zerrten, beschrieb dann, wie im Frühjahr die ersten Schneeglöckchen aus dem Boden sprossen, wie sich bald auch Krokusse und Märzbecher zu ihnen gesellten, wie sich mit dem Tauwetter die letzten Eiszapfen von der Dachrinne lösten, und wie sich eines Morgens an ihrer Schlafzimmerwand, der, die nach Norden zeigt, ein feuchter Fleck zu bilden begann.

Später erinnerte sie an ihren Fußmarsch zu Fiede Kleinhuths Werkstatt, an ihr eindringliches Flehen, jener möge doch recht bald zu ihr kommen, um sie von dem Fleck zu befreien.

Dann ging sie über zu ihrer Beschreibung des feuchten Flecks, beschrieb mit solcher Inbrunst das langsame Gedeihen der Schimmelpilzkultur, deren Überlebenswillen, von dem doch alle Elljehuser noch etwas lernen könnten, bot auch an, einmal wöchentlich die Schulklasse zu Führungen zu empfangen, so dass am Ende selbst Fiede Kleinhuth ergriffen ein Taschentuch an seine feuchten Augen presste.

Um es kurz zu machen, als Renate Retzlaff endlich das Podest verließ, war kaum ein Auge trocken im Saal. Verlegen scharrten die Elljehuser mit den Füßen, blickten auch etwas krampfhaft auf ihre Hände, es soll sogar das ein oder andere unterdrückte Schniefen zu hören gewesen sein.

Der zarte Klang des silbernen Glöckchens riss die Elljehuser endlich aus ihrer Verlegenheit. Erleichtert strömten sie an die Theke, um bei weiteren lüttjen Lagen die Sachlage zu überdenken. Sie waren dabei noch nicht weit gekommen, als Friedemann Krause, der Gastwirt, zu Braunkohl und Brägenwurst rief.

Der Meinungsaustausch überdauerte den Braunkohl und auch die Brägenwurst, erstreckte sich auf die nächsten Tage, rief gar eine Rauferei hervor, und schon bald war Elljehusen in zwei Lager gespalten: Das eine bat mit dem Aufruf "Der Fleck muss weg!" zu Versammlungen, während das andere in Anlehnung an den Titel eines Buches eines weltberühmten, deutschen Tierforschers auf handbemalten Plakaten zur Demonstration unter dem Motto "Hilde darf nicht sterben!" in der nahegelegenen Kleinstadt Gronau aufrief.

Kurz und gut, die Lage war ernst. So ernst, dass Knut Tworke bereits in Erwägung zog, einzugreifen. Wie, das war ihm zwar noch schleierhaft, doch zunächst grübelte er ja auch noch über dem Ob.

Mitten in seine Überlegungen hinein klopfte es an der Tür zu seinem Amtszimmer, welches er aus Gründen, die nahe liegen, im oberen Stockwerk des Röhrenden Hirschen untergebracht hatte. Der Klopfer wartete gar nicht erst eine Aufforderung ab, sondern platzte sogleich in die Amtsstube.

Fiede Kleinhuth stieß nach Atem ringend ein "Ich hab´s! Ich hab´s!" hervor und fiel noch immer japsend in den Besuchersessel vor Knut Tworkes mächtigen Schreibtisch.

"Was, Fiede Kleinhuth, hast du?" Bei diesen Worten entkorkte der Bürgermeister bereits mit der linken Hand eine Flasche Korn, die für dringende Fälle immer seinen Schreibtisch zierte.

Der mehrfache Handwerksmeister stürzte den Korn hinunter, ließ ein triumphierendes Leuchten in seinen Augen aufblitzen, nahm noch zwei Korn zur Brust, nach welchen das triumphierende Leuchten einem auf die Lippen verlagerten breiten Grinsen Platz machte und erläuterte Knut Tworke seinen Plan.

Noch am selben Abend fand im Hinterzimmer des Röhrenden Hirschen eine geheime Versammlung statt. Fast alle, die zum "Der Fleck muss weg!"-Lager gehörten, hatten sich unbemerkt herbeigeschlichen, nachdem die Nachricht den ganzen Tag über von Mund zu Mund weitergegeben worden war. Waldemar Schlichtmann, der Dorfpolizist, war gar im Tarnanzug herbeigerobbt, wobei er der Begegnung mit einigen Kuhfladen leider nicht hatte entgehen können.

Mit einem raschen Blick vor die Tür des Hinterzimmers vergewisserte sich Knut Tworke, dass niemand von der "Hilde darf nicht sterben!"-Fraktion in der Nähe war, schloss die Tür wieder, schob sogar noch den Riegel vor und erteilte dann flüsternd Fiede Kleinhuth das Wort.

"Renate Retzlaff ist", so hauchte dieser, "eine Frau." Zustimmendes Kopfnicken war zu sehen. "Sie hat ein Herz." Unterdrückte Bravo-Rufe. "Sie will", so flüsterte Fiede Kleinhuth weiter, "den Fleck nicht töten." Hier musste der Bürgermeister eingreifen, denn sonst wären die Verschwörer ob soviel Scharfsinns in tosenden Beifall ausgebrochen. "Das wollen wir auch nicht!", fügte Fiede nun hinzu, und seine Zuhörer sahen sich überrascht und insgeheim an dieser Aussage zweifelnd an. "Der Schimmelpilz muss", klärte der mehrfache Handwerksmeister nun auf, "eines natürlichen Todes sterben." Hier waren alle Bemühungen seitens Knut Tworkes vergebens. Der Saal füllte sich mit Beifall und Bravo-Rufen. Viele der "Der Fleck muss weg!"-Anhänger gingen sogar zu lautem Fußgetrappel über. Der Jubel war grenzenlos. Schon sahen sie Elljehusen für immer von der Plage befreit. Erleichterung füllte ihre Herzen und Schnapsgläser. Das Fest dauerte bis in die frühen Morgenstunden.

Unterdessen robbten Waldemar Schlichtmann und Fiede Kleinhuth Seite an Seite über den Schotterweg, der zu Renate Retzlaffs Häuschen führte. Waldemar verletzte sich dabei leicht an einer Brombeerranke, was seinem Eifer jedoch keinerlei Abbruch tat. In Windeseile kletterten sie auf den Birnbaum, dessen äußerste

Äste sie direkt auf Renate Retzlaffs Dach leiteten. Hier angekommen rissen sie die vom Nordwind vor Jahren in Mitleidenschaft gezogene Regenrinne aus ihrer Verankerung, tauschten sie für eine andere, von Fiede am Vortag für diesen Zweck dort versteckte, völlig neue und intakte Rinne aus und suchten dann, nach getaner Arbeit, das Weite.

Fröhlich schwenkten sie die alte Regenrinne hin und her, pfiffen ein paar Töne, hüpften vor Freude gar auf und ab in dem süßen Bewusstsein, dem Schimmelpilz das Wasser abgedreht zu haben.

Hilde, das war nun unvermeidlich, würde langsam aber sicher eines natürlichen Todes sterben.

Printed in Germany
by Amazon Distribution
GmbH, Leipzig